复旦卓越·医学职业教育教材

YIXUE

ZHIYE JIAOYU

JIAOCAI

新编解剖组胚学实验教程

名誉主编 沈小平

主 编 陈光忠 张惠铭 林迳苍

顾 问 黄瀛

副主编 李艾鹏

编委会（按姓氏笔画为序）

李艾鹏 李 容 张惠铭 陈光忠

林迳苍 郑 红 袁国权 韩友春

复旦大學出版社

www.fudanpress.com.cn

内容提要

《新编解剖组胚学实验教程》是一本具有创新意识的基础医学教材。它对每次实验具有明确的目的和要求、并有相关理论复习。实验中用大量的彩色图，以图文并茂形式进行论述。对重要的内容采取一问一答的形式，且附上实验报告作为课内课外作业是本书的一大特色。本书的特点是理论联系实际，内容简洁、图文并茂、突出重点，是一本很好的高职高专配套教材。适合于医学职业教育，特别是护理学院的学生与教师等使用。

序　言

　　本人在医学和教育领域内学习工作了37年，其中在长春白求恩医科大学12年，上海交通大学医学院附属第六人民医院3年，美国俄亥俄州立大学医学院15年，直至回国创办上海思博职业技术学院卫生技术与护理学院已近7年。从国内的北方到南方；从东方的中国又到西方的美国，多年来在医学院校的学习工作经历使我深深感到，基础医学和临床医学之间的关系是如此紧密和重要，而国内医学护理高职高专院校学生对基础医学的学习兴趣却越来越低，教学效果亦不尽如人意。因此，组织编写一套适合医学护理高职高专学生使用的实用性、应用性较强的基础医学系列丛书的想法逐渐浮出水面。

　　2009年1月，复旦大学出版社出版了我院副院长、海归病理学博士张惠铭教授主编的《新编病理学实验教程》，并列入复旦卓越·医学职业教育教材系列，成为我院高等职业技术教育创新教材基础医学系列丛书中的第1本。随后，具有数十年教学经验的我院基础医学教研室主任陈光忠教授开始策划主编这本具有一定理论基础和实用价值的《新编解剖组胚学实验教程》。

　　《新编解剖组胚学实验教程》是一本具有创新意识的基础医学教材。它对每次实验具有明确的目的和要求，并有相关理论复习。实验中善用大量的彩图，以图文并茂的形式进行论述。对重要的内容采取一问一答的形式，且附上实验报告作为课内、课外作业也是本教材的一大特色。该书的特点是理论联系实

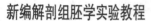

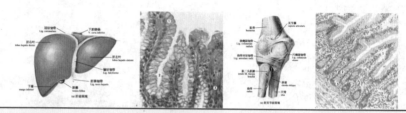

际、内容简洁、图文并茂、突出重点，是一本很好的高职高专配套教材，可供广大师生教学与参考之用。该教材适合于高职高专护理、涉外护理、助产、卫生信息管理等专业使用。由于国内实用性、应用性较强的同类教材亦不多，因此希冀该书能起到抛砖引玉的作用。

该书的编写得到了上海思博职业技术学院和福建省泉州市医学高等专科学校的大力支持，在此表示衷心感谢！鉴于我院建院历史较短，教学经验水平有限，该书一定存在许多不足之处，恳请读者指正。

上海思博职业技术学院
卫生技术与护理学院院长　沈小平

2010年1月于上海

前　言

　　人体解剖学（human anatomy）是研究正常人体形态结构的科学。组织胚胎学（histology and embryology）是研究正常人体微细结构、个体的发生与生长发育的一门科学。

　　随着我国高等医学教育改革的不断深入，本人结合近年来高职高专院校发展的形势，总结40余年的教学经验及进入上海思博职业技术学院卫生技术与护理学院5年多来的教学体会，编写了这本适合高职高专教学的创新教材。本教材是以全国医药高等学校规划教材为蓝本，自编实验指导与报告作为本校教材，并在护理等专业使用达5年的基础上编写的，既保证其科学性、思想性，又具有实用性、可读性和创新性。

　　目前人体解剖学标本与组织切片标本的来源难、少，解剖组胚学又是一门形态学，因此实验教学就显得非常重要和必需。本教材设上篇人体解剖学7个实验，下篇组织胚胎学3个实验。其内容包括4大板块：①实验目的与要求；②相关理论与实验，包括名词解释、相关问题及图解说明；③实验报告（填图或画图）；④实验小结。本书的特点是有大量的彩色图谱、图文并茂，对重要的专有名词、概念进行复习，针对重点内容采用一问一答形式，通过实验要求学生完成实验报告而达到复习理论、加深印象之目的。

　　本教材在编写过程中参考了郭光文、王序主编的《人体解剖彩色图谱》，陈

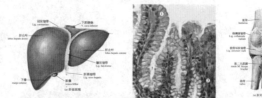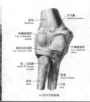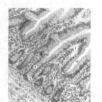

尔瑜、张传森、党瑞山主编的《人体系统解剖学实物图谱》，陈奕权、贲长恩主编的《组织学与胚胎学彩色图谱》，罗灼玲、张立群主编的《组织学实习彩色图谱》，柏树令主编的《系统解剖学》（第六版），邹仲之主编的《组织学与胚胎学》（第六版），王滨、甘泉涌主编的《解剖组胚学》（第二版）等。

本书承蒙上海思博职业技术学院卫生技术与护理学院院长、美籍华裔医学专家沈小平教授任名誉主编，原中国解剖学会名誉理事长、上海第二军医大学解剖教研室主任黄瀛教授任顾问，上海思博职业技术学院卫生技术与护理学院叶萌副院长给予热情的指导和帮助，以及参与编写的福建省泉州市医学高等专科学校解剖组胚学教研室林迳苍、李容等老师的辛勤努力，谨此一并致谢！

由于编者水平有限，编写时间紧迫，纰误疏漏在所难免，恳请医学界及解剖学界同仁与使用本教材的各层次医学生提出宝贵意见，使教材的内容随着医学高等职业教育的改革和发展而不断提高并日臻完善。

主编　陈光忠

2010年1月于上海

目　录

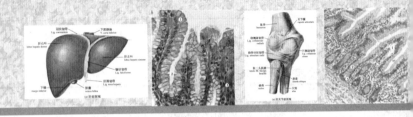

上篇　人体解剖学

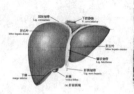
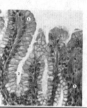
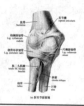
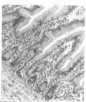

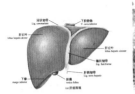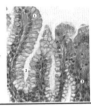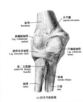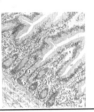

下篇　组织胚胎学

上篇　人体解剖学

实 验 一
运 动 系 统（一）
——全身骨、躯干骨、颅骨及连结

一、实验目的

1. 观察理解各部位骨的名称。
2. 观察骨与关节的基本构造。
3. 辨认躯干骨、颅骨的形态及特点。识别颅各面观、脊柱、胸廓的主要结构。
4. 描述脊柱、胸廓的组成、形态特点、作用。
5. 活体触摸主要骨性标志，如第7颈椎棘突、骶角、颈静脉切迹、胸骨角、剑突、肋弓、枕外隆突、翼点、颧弓、外耳门、乳突、下颌角。

二、相关理论与实验

（一）名词解释

1. **骨髓**（bone marrow）　充填于骨髓腔内和骨松质间隙内，分红骨髓和黄骨髓两种，红骨髓有造血功能，黄骨髓失去造血功能。

2. **板障**（dipole）　颅盖骨内、外板之间的骨松质。

3. **椎间孔**（intervertebral foramen）　相邻椎骨的椎上、下切迹围成，有脊神经和血管通过。

4. **椎管**（vertebral canal）　椎体和椎弓共同围成椎孔，所有椎骨的椎孔连接成椎管，管内容纳脊髓等。

5. **胸骨角**（sternal angle）　胸骨柄与胸骨体相接处形成突向前方的横行隆起，可在体表触及，两侧连接第2肋，为计数肋的重要标志。

6. **翼点**（pterion）　颞窝内额骨、顶骨、颞骨和蝶骨4骨相交处呈"H"形，为颅的薄弱区域，内有脑膜中动脉前支通过。

7. 颅囟（cranial fontanelle） 新生儿的许多骨尚未完全发育，骨与骨之间的间隙很大，颅顶各骨之间的间隙为结缔组织膜所填充，分前、后囟。

8. 鼻旁窦（paranasal sinus） 又称鼻窦、副鼻窦，是鼻腔周围颅骨内的含气腔隙，鼻窦共有4对，开口与鼻腔相通。

（二）相关问题及图解说明

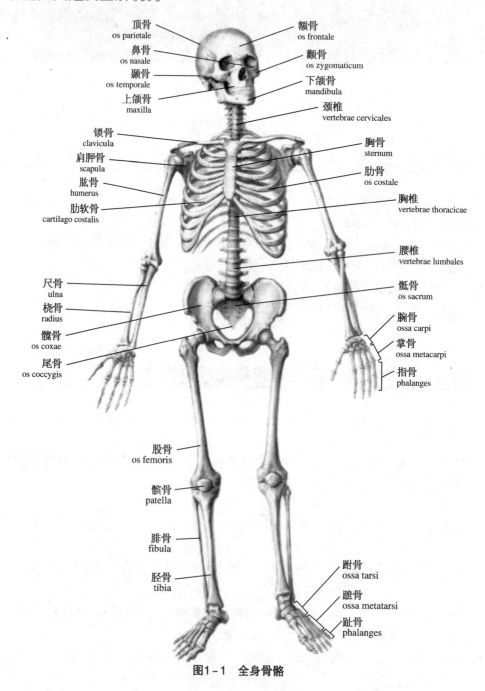

图1-1　全身骨骼

1. 全身骨骼（图1-1）

运动系统由骨、骨连结和骨骼肌组成，它构成人体的基本形态和支架。全身诸骨借骨连结连接成骨骼。

问题：成年人有多少块骨？按部位如何划分？

答：成年人共有206块骨，按部位可分为颅骨29块（包括6块听小骨）、躯干骨51块和附肢骨126块。

2. 骨由骨膜、骨质和骨髓组成（图1-2）

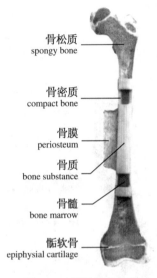

骨松质 spongy bone	
骨密质 compact bone	
骨膜 periosteum	
骨质 bone substance	
骨髓 bone marrow	
骺软骨 epiphysial cartilage	

图1-2 骨的基本构造

问题：骨膜有何作用？临床意义如何？

答：骨膜含有丰富的血管、淋巴管和神经，对骨起着营养、生长和感觉的作用，并且在骨折时对骨的再生、修复和改建起重要作用。在处理骨折病人时尽量保护好骨膜，不要轻易处理掉。

3. 椎骨的基本形态——胸椎（图1-3）

躯干骨包括椎骨、肋和胸骨，它们分别参与脊柱、骨性胸廓和骨盆组成。椎骨的基本形态为一体一弓七突起两个孔。

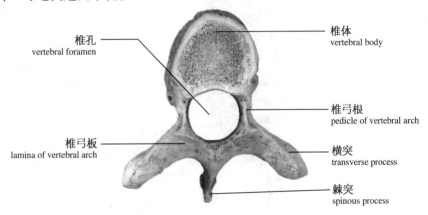

椎孔 vertebral foramen

椎弓板 lamina of vertebral arch

椎体 vertebral body

椎弓根 pedicle of vertebral arch

横突 transverse process

棘突 spinous process

图1-3 椎骨的基本形态——胸椎

问题1：各部椎骨的特点是什么？

答：颈椎的特点是：①椎体较小；②横突上有孔；③棘突较短，末端分叉。

胸椎的特点是：①椎体两侧后部有肋凹；②横突末端有横突肋凹；③棘突较长，伸向后下方，呈叠瓦状排列。

腰椎的特点是：①椎体粗大；②椎弓发达；③棘突宽大，水平后伸。

骶骨的特点是：①由5块骶椎愈合而成；②上部宽大，向前下方突起为骶岬；③骶骨前后面各有4对骶前孔、骶后孔；④骶管下端为骶管裂孔，裂孔两侧称骶角。

问题2：第1、2、7颈椎有何特点？

答：第1颈椎又名寰椎，呈环形，无椎体、棘突和上下关节突；第2颈椎又名枢椎，椎体向上伸出一齿突；第7颈椎又称隆椎，棘突长而粗大，体表可触及，常作为计数椎骨序数的标志。

4. 脊柱全貌（右侧面观）（图1-4）

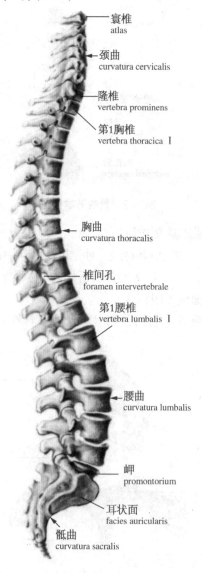

寰椎
atlas

颈曲
curvatura cervicalis

隆椎
vertebra prominens

第1胸椎
vertebra thoracica Ⅰ

胸曲
curvatura thoracalis

椎间孔
foramen intervertebrale

第1腰椎
vertebra lumbalis Ⅰ

腰曲
curvatura lumbalis

岬
promontorium

耳状面
facies auricularis

骶曲
curvatura sacralis

图1-4　脊柱全貌（右侧面观）

从侧面观察脊柱有4个生理性弯曲，即向前凸的颈曲和腰曲，向后突的胸曲和骶曲。

问题：脊柱是怎样构成的？

答：脊柱是由24块椎骨、1块骶骨和1块尾骨借软骨、韧带和关节构成。

5. 颅的构造 颅的侧面观（图1-5），颅的前面观（图1-6），颅的顶面观（图1-7）。

颅由23块颅骨组成，以眶上缘和外耳门上缘的连线为界分为脑颅和面颅。

脑颅骨共8块，成对的有顶骨和颞骨，不成对的有额骨、筛骨、蝶骨和枕骨。而面颅骨共15块，其中成对的有上颌骨、颧骨、鼻骨、泪骨、腭骨以及下鼻甲，不成对的有下颌骨、犁骨和舌骨。

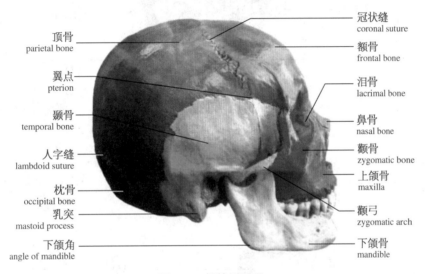

图1-5 颅的侧面观

问题1：翼点位于何处？临床意义是什么？

答：颧弓上方有一大而浅的颞窝，窝内额骨、顶骨、颞骨和蝶骨4骨相交处呈"H"形称翼点。该点为颅的薄弱区，内有脑膜中动脉的前支通过，若此处发生骨折，易损伤该动脉，引起颅内血肿。

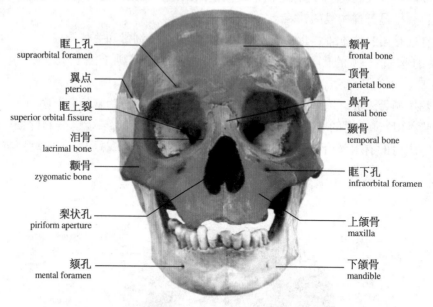

眶上孔
supraorbital foramen

翼点
pterion

眶上裂
superior orbital fissure

泪骨
lacrimal bone

颧骨
zygomatic bone

梨状孔
piriform aperture

颏孔
mental foramen

额骨
frontal bone

顶骨
parietal bone

鼻骨
nasal bone

颞骨
temporal bone

眶下孔
infraorbital foramen

上颌骨
maxilla

下颌骨
mandible

图1-6　颅的前面观

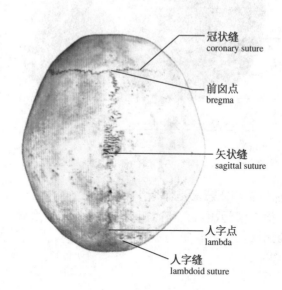

冠状缝
coronary suture

前囟点
bregma

矢状缝
sagittal suture

人字点
lambda

人字缝
lambdoid suture

图1-7　颅的顶面观

问题2：颅顶有哪些缝？

答：有3条缝，分别为冠状缝、矢状缝和人字缝。

问题3：什么叫颅囟？说明主要囟的组成与临床意义？

答：颅顶各骨之间的间隙为结缔组织膜所填充，称为颅囟。前囟位于矢状缝和冠状缝交接处，出生后1~2岁闭合。后囟位于矢状缝与人字缝汇合处，于出生后不久即闭合。

6. 新生儿颅（图1-8）

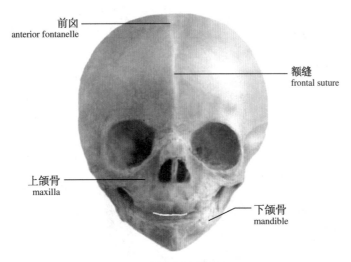

前囟
anterior fontanelle

额缝
frontal suture

上颌骨
maxilla

下颌骨
mandible

(a) 新生儿颅前面观

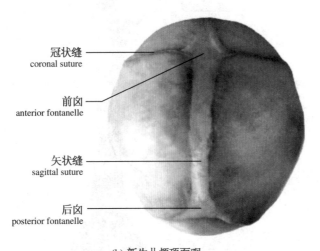

冠状缝
coronal suture

前囟
anterior fontanelle

矢状缝
sagittal suture

后囟
posterior fontanelle

(b) 新生儿颅顶面观

图1-8　新生儿颅

问题：新生儿颅的特点是什么？

答：特点有：①新生儿颅与身高的比例相对较大，脑颅大于面颅；②新生儿的许多骨尚未完全发育，颅顶各骨之间的间隙为结缔组织膜所填充，形成颅囟（图1-8）。

三、实验报告

填图1　长骨的构造

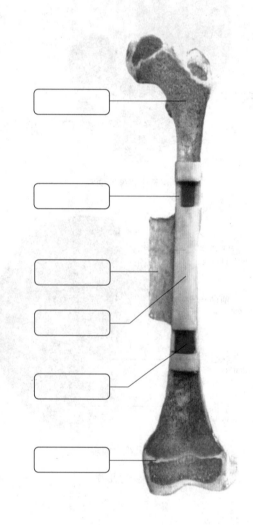

填图2　脊柱的构成

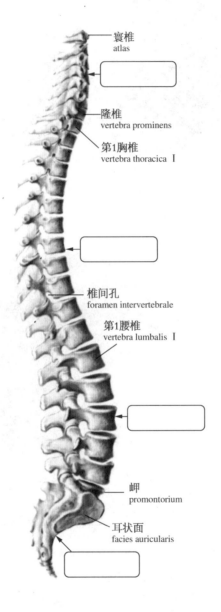

寰椎
atlas

隆椎
vertebra prominens

第1胸椎
vertebra thoracica Ⅰ

椎间孔
foramen intervertebrale

第1腰椎
vertebra lumbalis Ⅰ

岬
promontorium

耳状面
facies auricularis

右侧面观

填图3　颅的侧面观

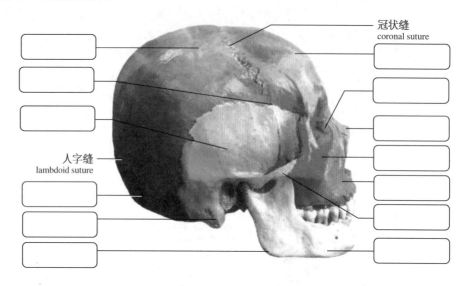

冠状缝
coronal suture

人字缝
lambdoid suture

填图4　新生儿颅上面观

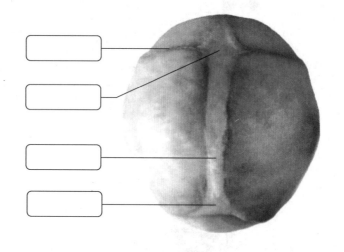

四、实验小结

1. 运动系统由骨、骨连结和骨骼肌组成，它构成人体的基本形态和支架。成年人有206块骨，按部位可分为颅骨、躯干骨和附肢骨3部分。骨由骨膜、骨质和骨髓构成，骨膜含有丰富的血管、淋巴管和神经，对骨的营养、生长、修复和改建起重要作用；骨髓分为红骨髓和黄骨髓。红骨髓有造血功能。成年人红骨髓存在于扁骨、短骨和长骨两端骨骺的骨松质内。

2. 躯干骨包括椎骨、肋和胸骨，参与脊柱、骨性胸廓和骨盆的构成。椎骨由椎体和椎弓组成，两者围成椎孔，所有椎骨的椎孔连接成椎管，管内容纳脊髓。胸骨可分为胸骨柄、胸骨体和剑突3部分，胸骨柄与胸骨体相接处形成胸骨角，可在体表触及，两侧连接第

2肋，为计数肋的重要标志。

3. 人体任何关节均具有关节面、关节囊和关节腔。人类的脊柱由24块椎骨、1块骶骨和1块尾骨构成。椎体之间借椎间盘、前纵韧带和后纵韧带相连接。椎弓之间借黄韧带、棘上韧带、棘间韧带和关节突关节相连接。

4. 颅由23块颅骨组成，脑颅骨8块、面颅骨15块。鼻窦有4对，上颌窦、额窦和前、中筛窦开口于中鼻道，后筛窦开口于上鼻道，蝶窦开口于蝶筛隐窝。新生儿颅顶各骨之间的结缔组织膜称颅囟。前囟最大，位于冠状缝和矢状缝交接处，呈菱形，在出生后1~2岁闭合。

5. 胸廓由12块胸椎、1块胸骨和12对肋借连结组织连接而成。成人胸廓呈前后略扁的圆锥形，其横径大于前后径。在临床上，佝偻病患者胸廓前后径加大，胸骨前突而成"鸡胸"；肺气肿患者的胸廓各径线加大，形成"桶状胸"。

6. 颞下颌关节又称下颌关节，由下颌骨的下颌头和颞骨的下颌窝和关节结节及其连结组织构成。其结构特点有：①关节术前后壁松弛，前壁薄弱；②关节腔内有关节盘，将关节腔分为上、下两部分。临床上如张口过大过猛，易造成颞下颌关节前脱位。

实 验 二
运 动 系 统（二）
——附肢骨及连结、骨骼肌

一、实验目的

1. 在标本和活体上能辨认四肢骨的名称、位置及主要的骨性标志。

2. 描述肩关节、肘关节、髋关节、膝关节、距小腿（踝）关节的组成、结构特点及运动方式。

3. 解释骨盆的组成、分部，男、女性骨盆的区别。

4. 在标本和活体上能识别全身主要骨骼肌的名称、位置，在活体上触及主要肌群位置和作用。

5. 活体触摸的主要骨性标志是肩峰、肩胛骨下角、锁骨、肱骨内上髁、肱骨外上髁、尺骨鹰嘴、桡骨茎突、尺骨茎突、髂嵴、髂前上棘、耻骨结节、坐骨结节、大转子、髌骨、腓骨头、内踝、外踝、跟结节。

6. 活体触摸的主要肌性标志是胸锁乳突肌、斜方肌、背阔肌、竖脊肌、胸大肌、三角肌、肱二头肌、臀大肌、股四头肌、小腿三头肌、跟腱。

二、相关理论与实验

（一）名词解释

1. **肩胛冈**（spine of scapula）　骨背面有一自内下斜向外上的骨嵴。

2. **肩峰**（acromion）　肩胛冈的外侧端游离处，为肩部最突出的骨性标志。

3. **髂嵴**（iliac crest）　髂骨翼为髋臼上方宽阔的骨板，其上缘肥厚为髂嵴。两侧髂嵴最高点的连线约平第4腰椎棘突，可作为腰椎穿刺的定位标志。

4. **髂前上棘**（anterior superior iliac spine）　髂嵴的前端称髂前上棘。

5. **大转子**（greater torch anter） 股骨颈与体交界处，有两个隆起，外上方的为大转子。

6. **内踝**（medial malleolus） 胫骨下端稍膨大，内侧有伸向下方的突起。

7. **界线**（terminal line） 骶骨岬向两侧经弓状线、耻骨梳至耻骨联合上缘连成界线，以界线分为前上方的大骨盆和后下方的小骨盆。

8. **腱膜**（aponeurosis） 每块肌均由肌腹和肌腱两部分组成，其中阔肌肌腱常呈片状，又称腱膜。

9. **弓状线**（arcuate line） 腹直肌鞘后壁的游离下缘呈一凸向上方的弧形线称弓状线，又称半环线，此线以下腹直肌后面与腹横筋膜相贴。

10. **腹股沟韧带**（inguinal ligament） 腹外斜肌腱膜的下缘向内卷曲增厚，架于髂前上棘与耻骨结节之间形成。

11. **腹股沟管**（inguinal canal） 为男性精索或女性子宫圆韧带所通过的一条肌和腱之间的裂隙。在腹股沟韧带内侧半的上方，长约4.5cm，由外上斜贯向内下方。

12. **斜角肌间隙**（scalene fissure） 前、中斜角肌与第1肋之间的空隙，有血管和神经通过。

13. **梨状肌上孔**（suprapiriformis foramen） 梨状肌起自骶骨前面的骶前孔外侧，向外侧穿经坐骨大孔止于股骨大转子，把坐骨大孔分成梨状肌上、下孔，孔内有血管、神经通过。

14. **股三角**（femoral triangle） 在大腿前面的上部，上界为腹股沟韧带，内侧界为长收肌的内侧缘，外侧界为缝匠肌的内侧缘。三角内有股神经、股血管和淋巴结等。

（二）相关问题及图解说明

1. 肩胛骨的前面观与后面观（图2-1）

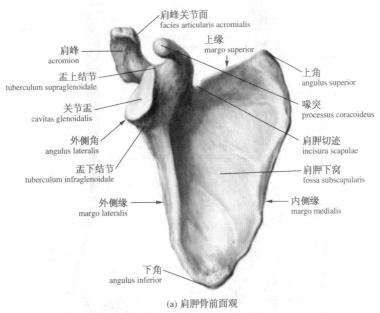

(a) 肩胛骨前面观

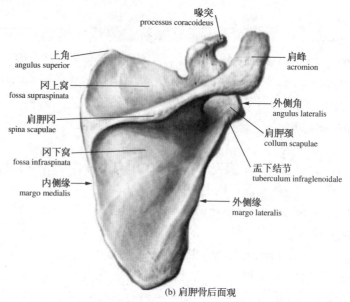

喙突
processus coracoideus

上角
angulus superior

冈上窝
fossa supraspinata

肩胛冈
spina scapulae

冈下窝
fossa infraspinata

内侧缘
margo medialis

肩峰
acromion

外侧角
angulus lateralis

肩胛颈
collum scapulae

盂下结节
tuberculum infraglenoidale

外侧缘
margo lateralis

(b) 肩胛骨后面观

图2-1 肩胛骨

2. 肱骨的前面观与后面观（图2-2）

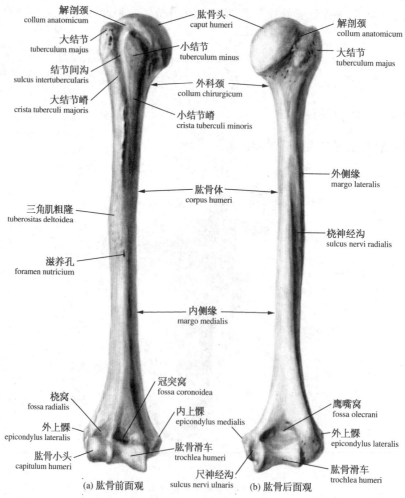

解剖颈
collum anatomicum

大结节
tuberculum majus

结节间沟
sulcus intertubercularis

大结节嵴
crista tuberculi majoris

三角肌粗隆
tuberositas deltoidea

滋养孔
foramen nutricium

桡窝
fossa radialis

外上髁
epicondylus lateralis

肱骨小头
capitulum humeri

肱骨头
caput humeri

小结节
tuberculum minus

外科颈
collum chirurgicum

小结节嵴
crista tuberculi minoris

肱骨体
corpus humeri

内侧缘
margo medialis

冠突窝
fossa coronoidea

内上髁
epicondylus medialis

肱骨滑车
trochlea humeri

尺神经沟
sulcus nervi ulnaris

(a) 肱骨前面观

解剖颈
collum anatomicum

大结节
tuberculum majus

外侧缘
margo lateralis

桡神经沟
sulcus nervi radialis

鹰嘴窝
fossa olecrani

外上髁
epicondylus lateralis

肱骨滑车
trochlea humeri

(b) 肱骨后面观

图2-2 肱骨

问题：简述上肢骨的组成。

答：由上肢带骨与自由上肢骨组成。前者为锁骨和肩胛骨，后者包括肱骨、桡骨、尺骨和手骨。其中手骨包括腕骨、掌骨和指骨3部分。

3. 肩关节前面观与X线像（图2-3）

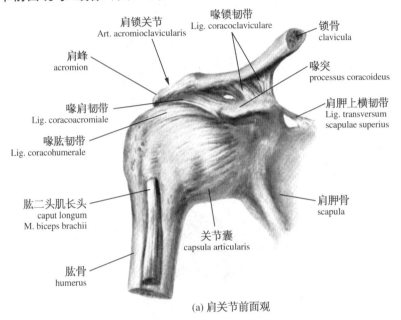

(a) 肩关节前面观

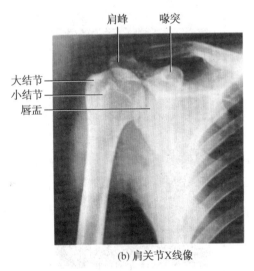

(b) 肩关节X线像

图2-3　肩关节

问题：肩关节是如何组成的？有哪些结构特征？

答：肩关节由肱骨头与肩胛骨的关节盂及其连结组织构成。

结构特点：①头大盂浅小；②关节面差大，有盂唇加深关节窝；③关节囊薄而松弛；④关节囊的前、上、后三面都有肌纤维参与，唯前下壁最为薄弱。

4. 肘关节的前面观，以及肘关节X线像（图2-4）

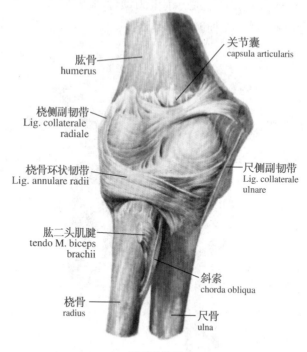

肱骨
humerus

关节囊
capsula articularis

桡侧副韧带
Lig. collaterale
radiale

尺侧副韧带
Lig. collaterale
ulnare

桡骨环状韧带
Lig. annulare radii

肱二头肌腱
tendo M. biceps
brachii

斜索
chorda obliqua

桡骨
radius

尺骨
ulna

(a) 肘关节前面观

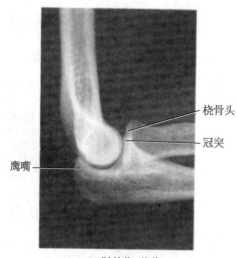

桡骨头

冠突

鹰嘴

(b) 肘关节X线像

图2-4　肘关节

5. 髋骨的外面观与内面观（图2-5）

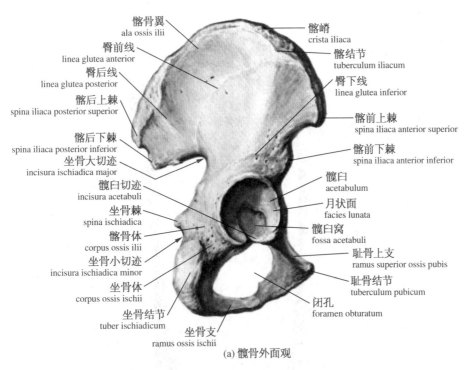

髂骨翼
ala ossis ilii

臀前线
linea glutea anterior

臀后线
linea glutea posterior

髂后上棘
spina iliaca posterior superior

髂后下棘
spina iliaca posterior inferior

坐骨大切迹
incisura ischiadica major

髋臼切迹
incisura acetabuli

坐骨棘
spina ischiadica

髂骨体
corpus ossis ilii

坐骨小切迹
incisura ischiadica minor

坐骨体
corpus ossis ischii

坐骨结节
tuber ischiadicum

坐骨支
ramus ossis ischii

髂嵴
crista iliaca

髂结节
tuberculum iliacum

臀下线
linea glutea inferior

髂前上棘
spina iliaca anterior superior

髂前下棘
spina iliaca anterior inferior

髋臼
acetabulum

月状面
facies lunata

髋臼窝
fossa acetabuli

耻骨上支
ramus superior ossis pubis

耻骨结节
tuberculum pubicum

闭孔
foramen obturatum

(a) 髋骨外面观

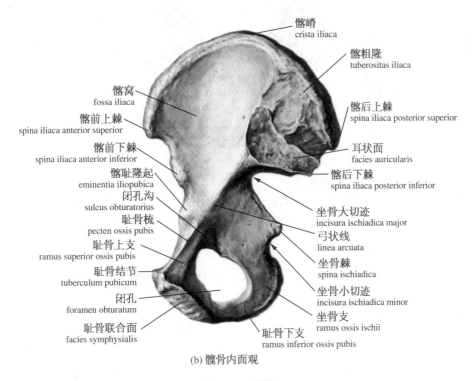

髂嵴
crista iliaca

髂窝
fossa iliaca

髂前上棘
spina iliaca anterior superior

髂前下棘
spina iliaca anterior inferior

髂耻隆起
eminentia iliopubica

闭孔沟
sulcus obturatorius

耻骨梳
pecten ossis pubis

耻骨上支
ramus superior ossis pubis

耻骨结节
tuberculum pubicum

闭孔
foramen obturatum

耻骨联合面
facies symphysialis

髂粗隆
tuberositas iliaca

髂后上棘
spina iliaca posterior superior

耳状面
facies auricularis

髂后下棘
spina iliaca posterior inferior

坐骨大切迹
incisura ischiadica major

弓状线
linea arcuata

坐骨棘
spina ischiadica

坐骨小切迹
incisura ischiadica minor

坐骨支
ramus ossis ischii

耻骨下支
ramus inferior ossis pubis

(b) 髋骨内面观

图2-5 髋骨

6. 股骨的前面观与后面观（图2-6）

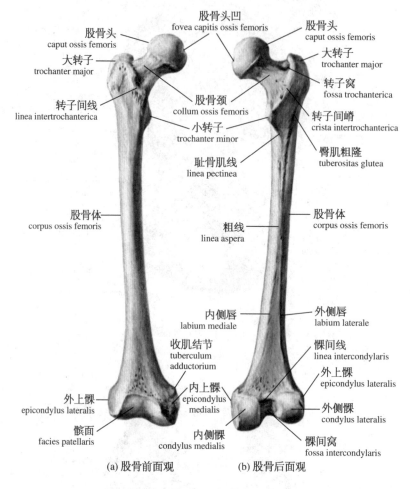

股骨头凹
fovea capitis ossis femoris

股骨头
caput ossis femoris

大转子
trochanter major

转子间线
linea intertrochanterica

股骨颈
collum ossis femoris

小转子
trochanter minor

耻骨肌线
linea pectinea

股骨体
corpus ossis femoris

内侧唇
labium mediale

收肌结节
tuberculum adductorium

外上髁
epicondylus lateralis

髌面
facies patellaris

内上髁
epicondylus medialis

内侧髁
condylus medialis

股骨头
caput ossis femoris

大转子
trochanter major

转子窝
fossa trochanterica

转子间嵴
crista intertrochanterica

臀肌粗隆
tuberositas glutea

股骨体
corpus ossis femoris

粗线
linea aspera

外侧唇
labium laterale

髁间线
linea intercondylaris

外上髁
epicondylus lateralis

外侧髁
condylus lateralis

髁间窝
fossa intercondylaris

(a) 股骨前面观　　　(b) 股骨后面观

图2-6　股骨

问题：下肢骨的组成是怎样的？

答：由下肢带骨和自由下肢骨组成。前者由髂骨、坐骨和耻骨愈合成髋骨；后者包括股骨、髌骨、胫骨、腓骨和足骨，其中足骨由跗骨、跖骨和趾骨组成。

7. 骨盆的男、女性耻骨下角，以及骨盆和髋关节X线像（图2-7）

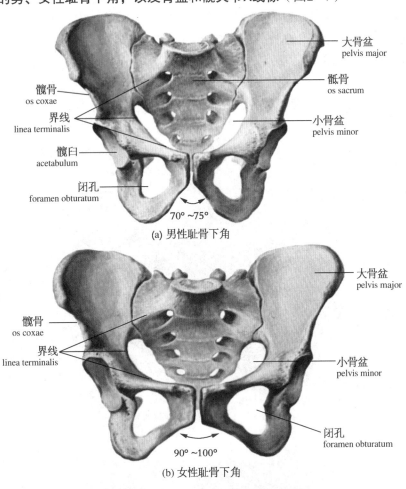

大骨盆
pelvis major

骶骨
os sacrum

髋骨
os coxae

小骨盆
pelvis minor

界线
linea terminalis

髋臼
acetabulum

闭孔
foramen obturatum

70°~75°

(a) 男性耻骨下角

大骨盆
pelvis major

髋骨
os coxae

界线
linea terminalis

小骨盆
pelvis minor

闭孔
foramen obturatum

90°~100°

(b) 女性耻骨下角

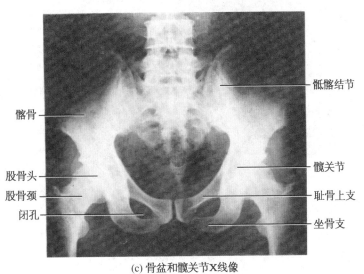

髂骨

股骨头

股骨颈

闭孔

骶髂结节

髋关节

耻骨上支

坐骨支

(c) 骨盆和髋关节X线像

图2-7　骨盆

问题：简述骨盆的组成，大、小骨盆的界线。试述女性骨盆的特点。

答：骨盆由骶骨、尾骨及左右髋骨借连结组织连接而成。界线由骶骨岬向两侧经弓状线、耻骨梳至耻骨联合上缘连成。以界线为标志把骨盆分为大、小骨盆。女性骨盆特点如下：①低而宽阔；②骶骨岬不突出；③耻骨下角为钝角；④骨盆上口为椭圆形；⑤骨盆下口宽大。

8. 髋关节的前面观与后面观（图2-8）

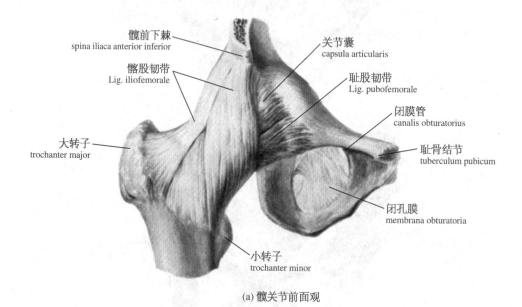

髋前下棘 spina iliaca anterior inferior
髂股韧带 Lig. iliofemorale
大转子 trochanter major
小转子 trochanter minor
关节囊 capsula articularis
耻股韧带 Lig. pubofemorale
闭膜管 canalis obturatorius
耻骨结节 tuberculum pubicum
闭孔膜 membrana obturatoria

(a) 髋关节前面观

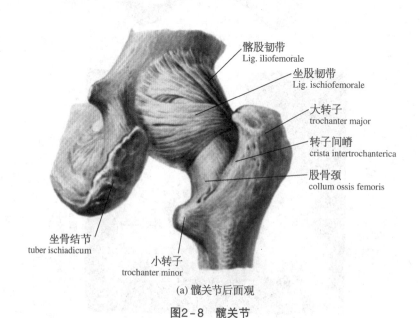

髂股韧带 Lig. iliofemorale
坐股韧带 Lig. ischiofemorale
大转子 trochanter major
转子间嵴 crista intertrochanterica
股骨颈 collum ossis femoris
坐骨结节 tuber ischiadicum
小转子 trochanter minor

(a) 髋关节后面观

图2-8 髋关节

9. 膝关节的前面观与后面观，以及膝关节X线像（图2-9）

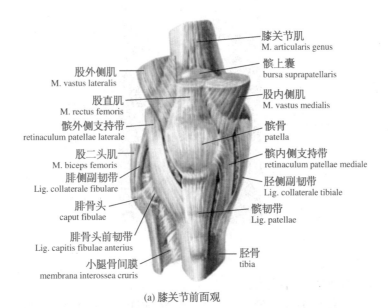

膝关节肌
M. articularis genus

股外侧肌
M. vastus lateralis

髌上囊
bursa suprapatellaris

股直肌
M. rectus femoris

股内侧肌
M. vastus medialis

髌外侧支持带
retinaculum patellae laterale

髌骨
patella

股二头肌
M. biceps femoris

髌内侧支持带
retinaculum patellae mediale

腓侧副韧带
Lig. collaterale fibulare

胫侧副韧带
Lig. collaterale tibiale

腓骨头
caput fibulae

髌韧带
Lig. patellae

腓骨头前韧带
Lig. capitis fibulae anterius

小腿骨间膜
membrana interossea cruris

胫骨
tibia

(a) 膝关节前面观

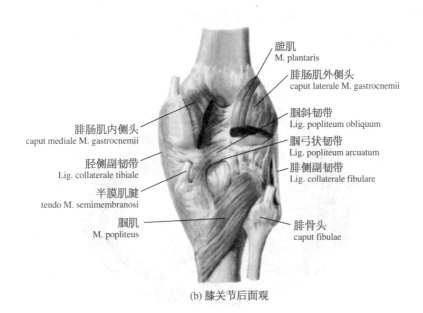

跖肌
M. plantaris

腓肠肌外侧头
caput laterale M. gastrocnemii

腘斜韧带
Lig. popliteum obliquum

腓肠肌内侧头
caput mediale M. gastrocnemii

腘弓状韧带
Lig. popliteum arcuatum

胫侧副韧带
Lig. collaterale tibiale

腓侧副韧带
Lig. collaterale fibulare

半膜肌腱
tendo M. semimembranosi

腘肌
M. popliteus

腓骨头
caput fibulae

(b) 膝关节后面观

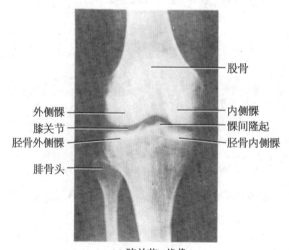

股骨

外侧髁
膝关节
胫骨外侧髁
腓骨头

内侧髁
髁间隆起
胫骨内侧髁

(c) 膝关节X线像

图2-9　膝关节

问题：膝关节有哪些结构特点？

答：膝关节为人体内最大、最复杂的关节。结构特点有：①关节囊大而松弛；②关节囊坚韧，韧带多，囊内有前后交叉韧带，囊外有髌韧带、胫侧副韧带和腓侧副韧带；③关节腔内有内侧半月板和外侧半月板；④还有髌上囊。

10. 膈肌（图2-10）

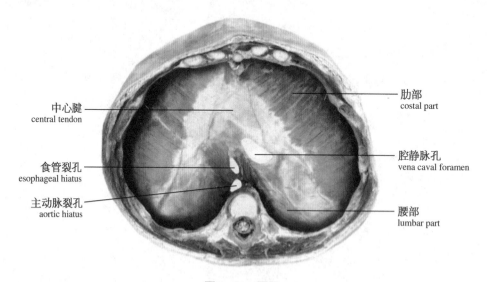

中心腱
central tendon

食管裂孔
esophageal hiatus

主动脉裂孔
aortic hiatus

肋部
costal part

腔静脉孔
vena caval foramen

腰部
lumbar part

图2-10　膈肌

问题：膈上有哪些裂孔？其位置与内容物如何？

答：①主动脉裂孔，在第12胸椎前方，有主动脉和胸导管通过；②食管裂孔在主动脉裂孔左前上方，约在第10胸椎水平，有食管和迷走神经通过；③腔静脉孔位于食管裂孔左前上方的中心腱内，相当于第8胸椎水平，有下腔静脉通过。

11. 腹前外侧壁肌（图2-11）

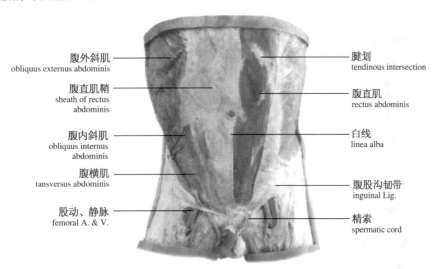

腹外斜肌 obliquus externus abdominis	腱划 tendinous intersection
腹直肌鞘 sheath of rectus abdominis	腹直肌 rectus abdominis
腹内斜肌 obliquus internus abdominis	白线 linea alba
腹横肌 tansversus abdominis	腹股沟韧带 inguinal Lig.
股动、静脉 femoral A. & V.	精索 spermatic cord

图2-11 腹前外侧壁肌

问题：腹前外侧壁肌有哪些？主要作用是什么？

答：腹前外侧壁肌包括腹直肌、腹外斜肌、腹内斜肌和腹横肌。主要作用是构成腹腔壁以保护腹腔脏器，肌群收缩时可增加腹内压以协助排便、咳嗽等。

12. 三角肌、肱二头肌（图2-12）

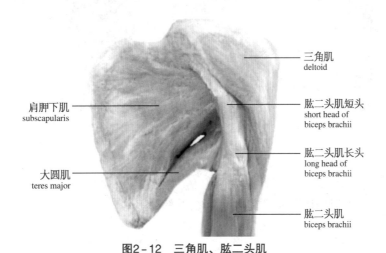

肩胛下肌 subscapularis	三角肌 deltoid
	肱二头肌短头 short head of biceps brachii
	肱二头肌长头 long head of biceps brachii
大圆肌 teres major	肱二头肌 biceps brachii

图2-12 三角肌、肱二头肌

问题：简述三角肌、肱二头肌的位置与作用。

答：三角肌位于肩部，呈三角形，主要作用是使肩关节外展，前部肌束收缩可屈肩关节，后部肌束收缩可伸肩关节。肱二头肌为臂部前群浅层，起端有2个头，主要作用是屈肘关节，使前臂旋后。

13. 下肢肌（图2-13）

14. 髋肌（图2-14）

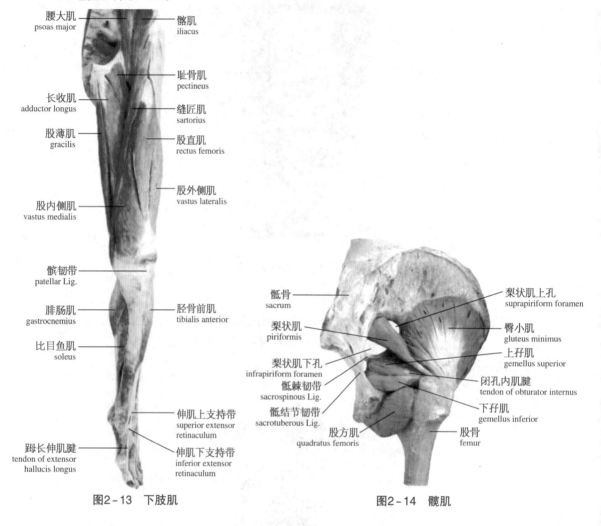

腰大肌 psoas major
髂肌 iliacus
耻骨肌 pectineus
长收肌 adductor longus
缝匠肌 sartorius
股薄肌 gracilis
股直肌 rectus femoris
股外侧肌 vastus lateralis
股内侧肌 vastus medialis
髌韧带 patellar Lig.
腓肠肌 gastrocnemius
胫骨前肌 tibialis anterior
比目鱼肌 soleus
伸肌上支持带 superior extensor retinaculum
𧿹长伸肌腱 tendon of extensor hallucis longus
伸肌下支持带 inferior extensor retinaculum

骶骨 sacrum
梨状肌上孔 suprapiriform foramen
梨状肌 piriformis
臀小肌 gluteus minimus
上孖肌 gemellus superior
梨状肌下孔 infrapiriform foramen
骶棘韧带 sacrospinous Lig.
闭孔内肌腱 tendon of obturator internus
骶结节韧带 sacrotuberous Lig.
下孖肌 gemellus inferior
股方肌 quadratus femoris
股骨 femur

图2-13 下肢肌   图2-14 髋肌

问题：臀大肌的位置、作用与临床应用如何？

答：臀大肌位于臀部浅层，此肌大而肥厚，主要作用为强有力的伸髋关节肌，并能使髋关节旋外。临床上肌内注射常选此处，因在臀部外上1/4处无重要的血管、神经，所以该部位注射较安全。

三、实验报告

填图1 四肢骨

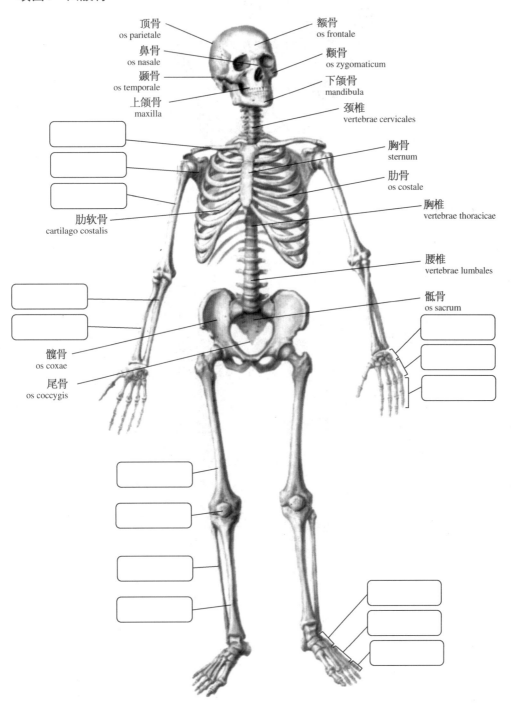

顶骨
os parietale

鼻骨
os nasale

颞骨
os temporale

上颌骨
maxilla

额骨
os frontale

颧骨
os zygomaticum

下颌骨
mandibula

颈椎
vertebrae cervicales

胸骨
sternum

肋骨
os costale

胸椎
vertebrae thoracicae

腰椎
vertebrae lumbales

骶骨
os sacrum

肋软骨
cartilago costalis

髋骨
os coxae

尾骨
os coccygis

填图2　骨盆

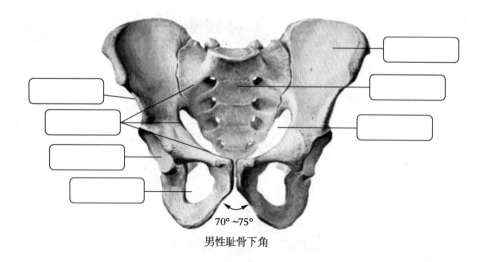

70°～75°

男性耻骨下角

填图3　膝关节

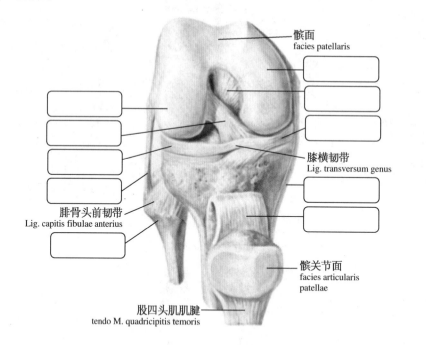

髌面
facies patellaris

膝横韧带
Lig. transversum genus

腓骨头前韧带
Lig. capitis fibulae anterius

髌关节面
facies articularis patellae

股四头肌肌腱
tendo M. quadricipitis temoris

填图4　膈肌

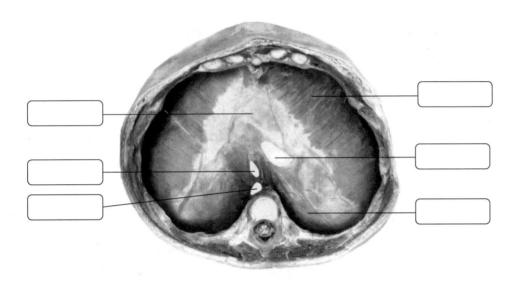

四、实验小结

1. 上肢骨由上肢带骨和自由上肢骨组成。上肢带骨包括锁骨和肩胛骨。自由上肢骨包括肱骨、桡骨、尺骨、腕骨、掌骨和指骨。下肢骨由下肢带骨和自由下肢骨组成。下肢带骨髋骨由髂骨、坐骨和耻骨组成。自由下肢骨包括股骨、髌骨、胫骨、腓骨、跗骨、跖骨和趾骨。

2. 附肢骨的连结主要是上、下肢骨的连结。上肢骨的连结主要有肩关节、肘关节、腕关节；下肢骨的连结主要有骨盆、髋关节、膝关节和距小腿（踝）关节。无论从临床医学还是运动医学的角度，掌握以上这些关节的组成、结构特点、运动方式及损伤后临床症状等，均有重要的意义。

3. 躯干肌包括背肌、胸肌、膈肌、腹肌和会阴肌。膈肌位于胸腔和腹腔之间，膈上有3个裂孔，均有重要结构通过。有胸肋三角和腰肋三角两处较为薄弱，临床上腹腔脏器如从此薄弱处突入胸腔，即为膈疝。腹肌有后群和前外侧群，前外侧群包括腹直肌、腹外斜肌、腹内斜肌和腹横肌，它们形成的一些结构，如弓状线、白线、腹股沟韧带、腹股沟管等都有重要的临床意义。

4. 上肢肌由于适应灵活的动作，肌肉细小、数目较多，它分为上肢带肌、臂肌、前臂肌和手肌；下肢肌由于适应支撑体重和移动身体，所以数目较少，但强大有力，分为髋肌、大腿肌、小腿肌和足肌。

三角肌和臀大肌在临床上作为肌内注射的首选部位。因肌肉有丰富的毛细血管，有利于药物吸收，容易达到治疗效果。三角肌、臀大肌位于体表，具有易操作，且肌腹丰厚、神经分布少、远离大血管和神经干等解剖特点。

5. 梨状肌起自骶骨前面，而外侧穿坐骨大孔止于股骨大转子，该肌将坐骨大孔分成梨状肌上孔和梨状肌下孔，孔内有重要的血管、神经通过。

6. 小腿后群浅层为强大的小腿三头肌，由浅层的腓肠肌和深层的比目鱼肌组成，三头汇合为跟腱，主要作用能跖屈踝关节。

实 验 三
消 化 系 统（含腹膜）

1. 描述消化管各器官的位置、主要毗邻关系、形态特点和重要结构。
2. 活体辨认咽峡、腭扁桃体、胃的位置和阑尾根部的体表投影。
3. 描述各消化腺的位置、形态和开口部位。
4. 辨认腹膜和腹膜腔及腹膜形成的主要结构。

二、相关理论与实验

（一）名词解释

1. **内脏学（splanchnology）** 器官借孔道直接或间接与外界相通的称内脏。研究内脏各器官位置和形态结构的科学称内脏学，它包括消化、呼吸、泌尿和生殖4个系统。

2. **上消化道（upper digestive duct）** 临床上通常把口腔到十二指肠这一段称为上消化道。

3. **咽峡（isthmus of fauces）** 由腭垂、腭帆游离缘、两侧腭舌弓及舌根共同围成，该处是口腔和咽的分界线。

4. **十二指肠大乳头（major duodenal papilla）** 十二指肠降部的黏膜有许多环状襞，在其后内侧壁上有一纵行皱襞，其下端有一突起称十二指肠大乳头，是胆总管和胰管的共同开口处。

5. **麦氏点（McBurney Point）** 是阑尾根部的体表投影，通常以脐与右侧髂前上棘连线的中、外1/3交点为标志，称为麦氏点。

6. **齿状线（dentate line）** 肛柱下端与肛瓣基部连成锯齿状环行线环绕肠管内面称为齿

状线。

7. 肝门（porta hepatis） 肝的脏面有一近似"H"形的沟，中间一横沟称肝门，是肝固有动脉左、右支，肝门静脉左、右支，肝左、右管，以及神经和淋巴管出入之处。

8. 肝胰壶腹（hepatopancreatic ampulla） 胆总管斜穿十二指肠降部后内侧壁与胰管汇合，形成略膨大的肝胰壶腹（又称vater壶腹），开口于十二指肠大乳头。

9. 腹膜腔（peritoneal cavity） 脏、壁腹膜相互移行，其间所围成的一个浆膜间隙称腹膜腔。男性为完全密闭的腔隙，女性与外界相通。

10. 小网膜（little omentum） 是连于肝门至胃小弯和十二指肠上部之间的双层腹膜结构。由肝胃韧带与肝十二指肠韧带构成。

11. 肝肾隐窝（hepatorenal recess） 位于肝右叶下面与右肾和结肠右曲之间，仰卧时为腹膜最低处，为液体易于积聚的部位。

12. 直肠子宫陷凹（rectouterine pouch） 女性在直肠与子宫之间（又称Douglas腔），此陷凹较深，与阴道后穹仅隔一薄层的阴道后壁。站立或半卧位时，是腹膜腔最低部位，故积液常积存于该陷凹内。

（二）相关问题及图解说明

1. 消化系统概观（图3-1）

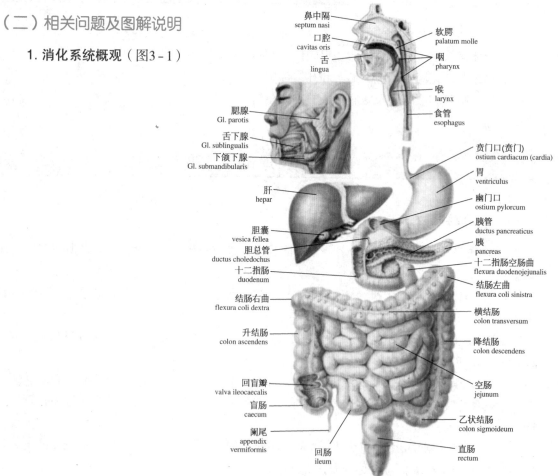

图3-1 消化系统概观

问题1：简述消化系统的组成。

答：消化系统由消化管和消化腺组成。

问题2：简述消化管的组成。

答：消化管包括口、咽、食管、胃、小肠、大肠。

2. 口腔的各部位（图3-2）

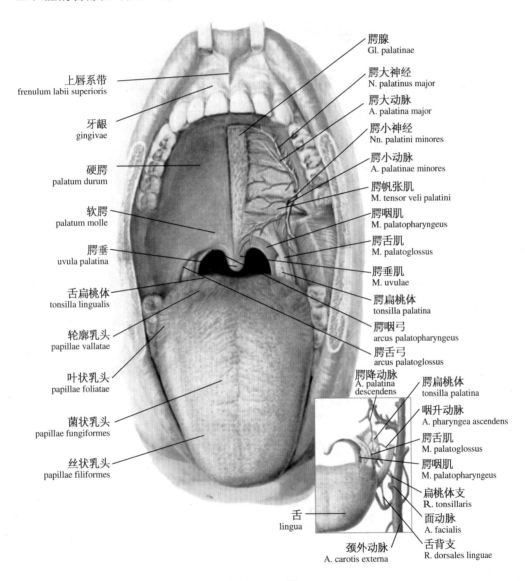

图3-2　口腔

问题：简述咽峡的组成。

答：由腭垂、腭帆游离缘、两侧腭舌弓及舌根共同围成。

3. 咽的各部位（图3-3）

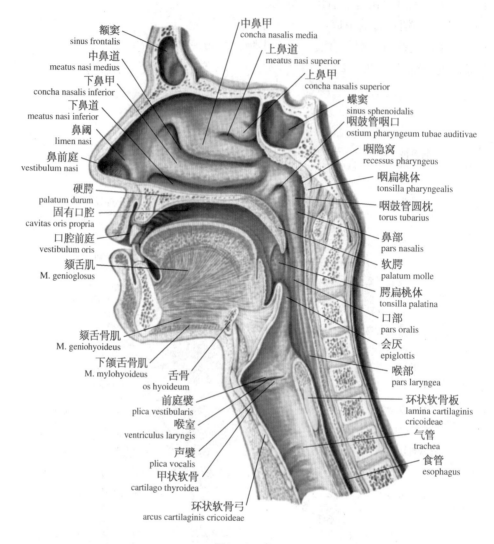

额窦
sinus frontalis

中鼻道
meatus nasi medius

下鼻甲
concha nasalis inferior

下鼻道
meatus nasi inferior

鼻阈
limen nasi

鼻前庭
vestibulum nasi

硬腭
palatum durum

固有口腔
cavitas oris propria

口腔前庭
vestibulum oris

颏舌肌
M. genioglosus

颏舌骨肌
M. geniohyoideus

下颌舌骨肌
M. mylohyoideus

舌骨
os hyoideum

前庭襞
plica vestibularis

喉室
ventriculus laryngis

声襞
plica vocalis

甲状软骨
cartilago thyroidea

环状软骨弓
arcus cartilaginis cricoideae

中鼻甲
concha nasalis media

上鼻道
meatus nasi superior

上鼻甲
concha nasalis superior

蝶窦
sinus sphenoidalis

咽鼓管咽口
ostium pharyngeum tubae auditivae

咽隐窝
recessus pharyngeus

咽扁桃体
tonsilla pharyngealis

咽鼓管圆枕
torus tubarius

鼻部
pars nasalis

软腭
palatum molle

腭扁桃体
tonsilla palatina

口部
pars oralis

会厌
epiglottis

喉部
pars laryngea

环状软骨板
lamina cartilaginis cricoideae

气管
trachea

食管
esophagus

图3-3　咽

问题：咽的位置与分部是怎样的？

答：咽位于第1~6颈椎前方，上端附着于颅底，下端平第6颈椎体下缘处接食管。以软腭与会厌上缘为界分为鼻咽、口咽和喉咽3部。

4. 食管的前面观（图3-4）

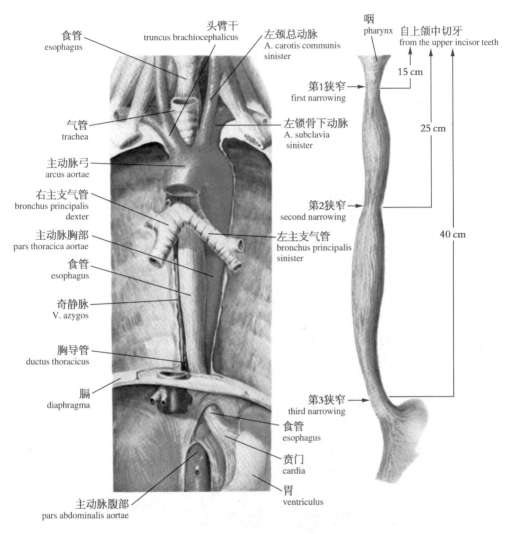

图3-4 食管前面观

问题：食管有哪3个生理性狭窄？有何临床意义？

答：第1狭窄位于咽与食管的连接处，距上颌中切牙15 cm；第2狭窄位于食管与左主支气管交叉处，距上颌中切牙25 cm；第3狭窄为食管穿过膈的食管裂孔处，距上颌中切牙约40 cm。3个狭窄是异物滞留及食管癌的好发部位。

5. 胃的各部位（图3-5）

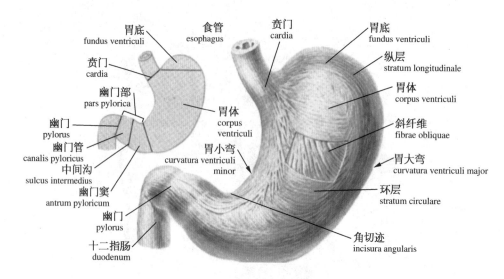

图3-5　胃

问题：胃的位置与分部是怎样的？

答：胃大部分位于左季肋区，小部分位于腹上区。胃可以分为贲门部、幽门部、胃底和胃体4部分。

6. 盲肠和阑尾（图3-6）

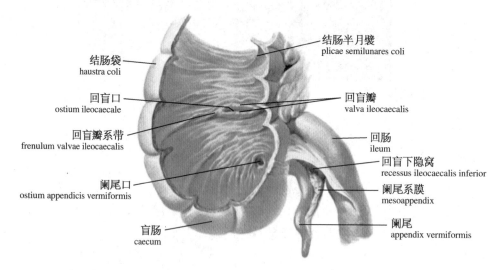

图3-6　盲肠和阑尾

问题：阑尾的位置是怎样的？阑尾根部的体表投影如何？

答：阑尾根部连于盲肠的后内侧壁，远端游离。其体表投影以脐与右髂前上棘连线的中、外1/3交点为标志。

7. 直肠与肛管的内面观（图3-7）

问题：什么叫齿状线？有何临床意义？

答：肛柱下端与肛瓣基部连成锯齿状环行线环绕肠管内面，称齿状线。在肛管的黏膜下和皮下有丰富的静脉丛。在病理情况下，静脉丛曲张称痔。发生在齿状线以上的称内痔，齿状线以下的称外痔。

8. 腮腺、下颌下腺和舌下腺的外侧面（图3-8）

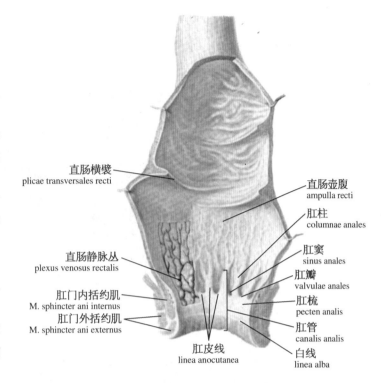

直肠横襞
plicae transversales recti

直肠壶腹
ampulla recti

肛柱
columnae anales

肛窦
sinus anales

肛瓣
valvulae anales

肛梳
pecten analis

肛管
canalis analis

白线
linea alba

直肠静脉丛
plexus venosus rectalis

肛门内括约肌
M. sphincter ani internus

肛门外括约肌
M. sphincter ani externus

肛皮线
linea anocutanea

图3-7　直肠与肛管内面观

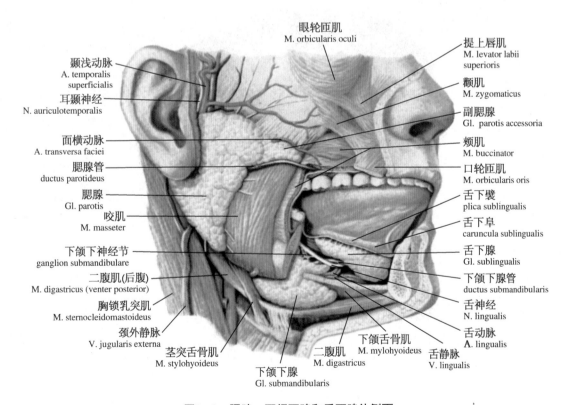

眼轮匝肌
M. orbicularis oculi

提上唇肌
M. levator labii superioris

颧肌
M. zygomaticus

副腮腺
Gl. parotis accessoria

颊肌
M. buccinator

口轮匝肌
M. orbicularis oris

舌下襞
plica sublingualis

舌下阜
caruncula sublingualis

舌下腺
Gl. sublingualis

下颌下腺管
ductus submandibularis

舌神经
N. lingualis

舌动脉
A. lingualis

舌静脉
V. lingualis

颞浅动脉
A. temporalis superficialis

耳颞神经
N. auriculotemporalis

面横动脉
A. transversa faciei

腮腺管
ductus parotideus

腮腺
Gl. parotis

咬肌
M. masseter

下颌下神经节
ganglion submandibulare

二腹肌(后腹)
M. digastricus (venter posterior)

胸锁乳突肌
M. sternocleidomastoideus

颈外静脉
V. jugularis externa

茎突舌骨肌
M. stylohyoideus

下颌下腺
Gl. submandibularis

二腹肌
M. digastricus

下颌舌骨肌
M. mylohyoideus

图3-8　腮腺、下颌下腺和舌下腺外侧面

9. 肝的前面观和下面观（图3-9）

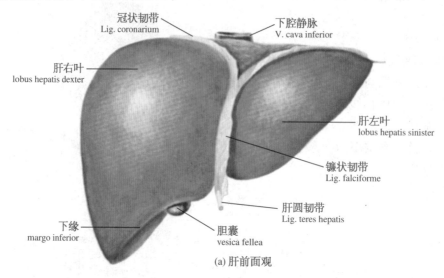

冠状韧带
Lig. coronarium

下腔静脉
V. cava inferior

肝右叶
lobus hepatis dexter

肝左叶
lobus hepatis sinister

镰状韧带
Lig. falciforme

肝圆韧带
Lig. teres hepatis

下缘
margo inferior

胆囊
vesica fellea

(a) 肝前面观

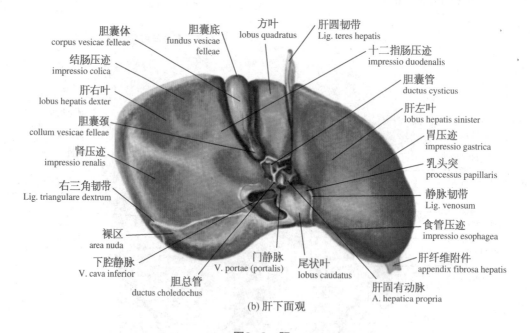

胆囊体
corpus vesicae felleae

胆囊底
fundus vesicae felleae

方叶
lobus quadratus

肝圆韧带
Lig. teres hepatis

十二指肠压迹
impressio duodenalis

结肠压迹
impressio colica

胆囊管
ductus cysticus

肝右叶
lobus hepatis dexter

肝左叶
lobus hepatis sinister

胆囊颈
collum vesicae felleae

胃压迹
impressio gastrica

肾压迹
impressio renalis

乳头突
processus papillaris

右三角韧带
Lig. triangulare dextrum

静脉韧带
Lig. venosum

裸区
area nuda

食管压迹
impressio esophagea

下腔静脉
V. cava inferior

门静脉
V. portae (portalis)

尾状叶
lobus caudatus

肝纤维附件
appendix fibrosa hepatis

胆总管
ductus choledochus

肝固有动脉
A. hepatica propria

(b) 肝下面观

图3-9 肝

问题：试述肝的位置与肝下界的体表投影。什么叫肝门？

答：肝大部分位于右季肋区和腹上区，小部分位于腹上区。

肝下界在右侧与右肋弓一致，但在腹上区左右肋弓间，肝下缘居剑突下约3 cm。3岁以下健康幼儿，肝下界常低于右肋弓1~2 cm，到7岁以后在右肋弓下不能触及。

10. 胆道、十二指肠和胰腺的结构（图3-10）

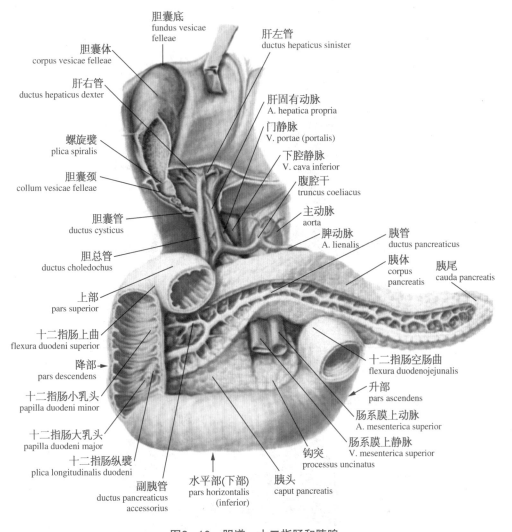

图3-10 胆道、十二指肠和胰腺

问题：胆汁由何处产生？写出排出途径（用箭头表示）。

答：胆汁由肝细胞产生。其排出途径如下：

肝细胞分泌胆汁 ⟶ 毛细胆管 ⟶ 肝左、右管 ⟶ 肝总管 ⟶ 胆总管

胆囊 ⟷ 胆囊管

⟶ 肝胰壶腹 ⟶ 十二指肠乳头 ⟶ 十二指肠

11. 网膜的结构（图3-11）

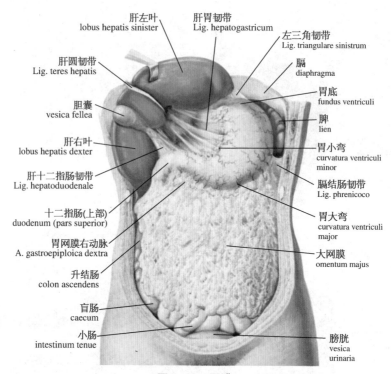

图3-11　网膜

12. 女性腹腔正中矢状切面（图3-12）

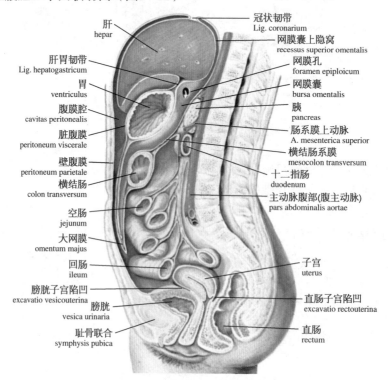

图3-12　女性腹腔正中矢状切面

三、实 验 报 告

填图1　消化系统模式图

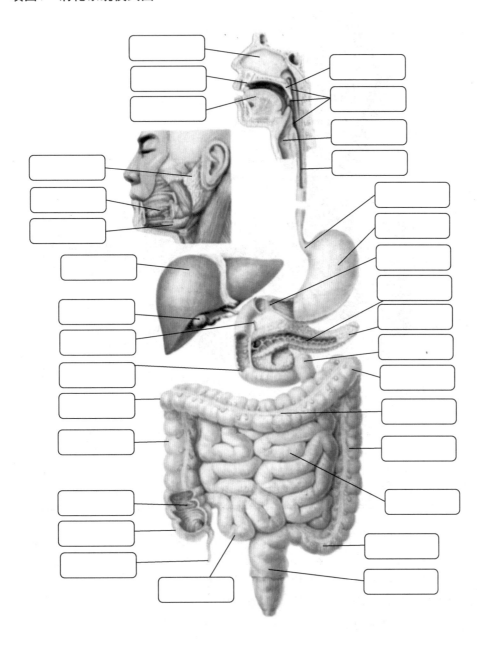

填图2　肝、胆道、胰及十二指肠示意图

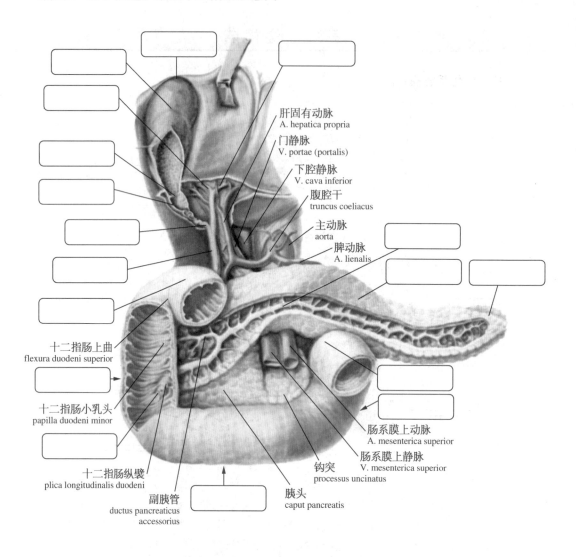

肝固有动脉
A. hepatica propria

门静脉
V. portae (portalis)

下腔静脉
V. cava inferior

腹腔干
truncus coeliacus

主动脉
aorta

脾动脉
A. lienalis

十二指肠上曲
flexura duodeni superior

十二指肠小乳头
papilla duodeni minor

十二指肠纵襞
plica longitudinalis duodeni

副胰管
ductus pancreaticus accessorius

胰头
caput pancreatis

钩突
processus uncinatus

肠系膜上动脉
A. mesenterica superior

肠系膜上静脉
V. mesenterica superior

四、实 验 小 结

　　1. 消化系统包括消化管与消化腺两大部分。消化管依其功能和形态的不同，可分为口腔、咽、食管、胃、小肠、大肠和肛门。消化腺分大、小消化腺，小消化腺分布于消化管壁内，大消化腺位于消化管外，包括肝、胰和涎（唾液）腺。

　　2. 咽位于第1~6颈椎前方，上端附着于颅底，下端在平第6颈椎体下缘接食管。咽以软腭与会厌上缘为界分为鼻咽、口咽和喉咽3部。咽的交通较复杂，如右侧箭头所示。

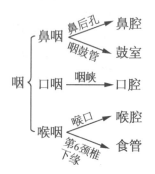

3.食管有3个生理性狭窄：第1狭窄位于咽与食管连接处，距中切牙15 cm；第2狭窄位于食管与左主支气管交叉处，距中切牙约25 cm；第3狭窄为食管穿过膈的食管裂孔处，距中切牙约40 cm。临床意义：3个狭窄是异物滞留及食管癌的好发部位，尤其是第2狭窄最易多发。

4.十二指肠是小肠的起始段，成人长约25 cm，呈"C"字形包绕胰头，按其位置分为上部、降部、水平部和升部4部分。降部左侧紧贴胰头，此部的黏膜有很多环状襞，在其后内侧壁上有一纵行皱襞。皱襞下端有一突起称十二指肠大乳头，是胆总管和胰管的共同开口处。升部最短，达第2腰椎左侧急转向前下方，形成十二指肠空肠曲，十二指肠悬韧带（又称Treitz韧带）将十二指肠空肠曲连于膈右脚，是一个重要标志，手术时作为确定空肠的起点。

5.大肠起于回肠、止于肛门，分为盲肠、阑尾、结肠、直肠和肛管。大肠与小肠相比，具有3种特征性结构：结肠带、结肠袋和肠脂垂。直肠并不直，在矢状面上有两个弯曲，即骶曲和会阴曲，临床上做直肠镜检时，一定要注意这两个弯曲。直肠内面有3个直肠横襞，其中最大且恒定的一个位于直肠右前襞，距离肛门约7 cm，可作为直肠镜检的标志。

6.肝是人体最大、血管极为丰富的消化腺。肝大部分位于右季肋区和腹上区，小部分位于左季肋区，肝呈不规则的楔形，可分为膈面和脏面。膈面隆凸，前部由镰状韧带分为肝右叶和肝左叶，后部为肝裸区，裸区的左侧为腔静脉沟，有下腔静脉通过。

肝脏面朝向下后方，有一近似"H"形的沟，中间有一横沟称肝门，是肝固有动脉左、右支，肝门静脉左、右支，肝左、右管以及神经和淋巴管出入之处。左侧的纵沟前部有肝圆韧带，是胎儿时期脐静脉闭锁后的遗迹，左侧纵沟后部有静脉韧带，是胎儿时期静脉导管的遗迹。右侧纵沟前部为胆囊窝，能容纳胆囊，后部为腔静脉沟，能容纳下腔静脉。

7.肝外胆道包括肝左管、肝右管、肝总管、胆囊管、胆囊与胆总管。胆汁由肝细胞分泌产生，当空腹时肝胰壶腹括约肌处于深度收缩状态，胆汁经肝左、右管、肝总管、胆囊管进入胆囊储存，进食后，反射性地引起胆囊收缩，肝胰壶腹括约肌舒张，胆囊内的胆汁经胆囊管、胆总管排入十二指肠。

8.腹膜是一薄而光滑的浆膜，根据腹、盆腔器官被腹膜覆盖范围的大小不同，可分为3种类型：

（1）腹膜内位器官，如胃、空回肠、阑尾、脾等。

（2）腹膜间位器官，如肝、胆囊、子宫、充盈的膀胱等。

（3）腹膜外位器官，如肾、输尿管、胰等。

腹膜形成的主要结构有网膜、系膜、韧带和陷凹。

实 验 四
呼 吸 系 统

一、实验目的

1. 描述各种呼吸器官的位置、形态及其重要结构。
2. 了解胸膜、胸膜腔概念，胸膜下界和肺下缘的体表投影。
3. 了解纵隔的位置与分部。

二、相关理论与实验

（一）名词解释

1. **上呼吸道（upper respiratory duct）** 鼻、咽、喉为上呼吸道。
2. **声门裂（fissure of glottis）** 两侧声襞之间的窄隙，是喉腔当中最狭窄的部位。
3. **声带（vocal fold）** 在喉腔中部的侧壁上，由声襞黏膜与深部的声韧带和声带肌构成。
4. **肺门（hilum of lung）** 在纵隔面的中央有一椭圆形的凹陷称肺门，是主支气管、肺的血管、神经、淋巴管等出入的部位。
5. **胸膜腔（pleura cavity）** 脏胸膜和壁胸膜在肺根处相互移行，在左、右两肺周围各围成一个完全封闭的潜在性腔隙，左、右胸膜腔互不相通，腔内呈负压，仅有少量浆液，可减少摩擦。
6. **肋膈隐窝（costodiaphragmatic recess）** 在胸膜腔下部，是肋胸膜与膈胸膜返折所形成的半环形深隙，为胸膜腔的最低部位，胸膜腔积液首先积聚于此。
7. **纵隔（mediastinum）** 是两侧纵隔胸膜间的全部器官、结构和结缔组织的总称。

（二）相关问题及图解说明

1. 呼吸系统概观（图4-1）

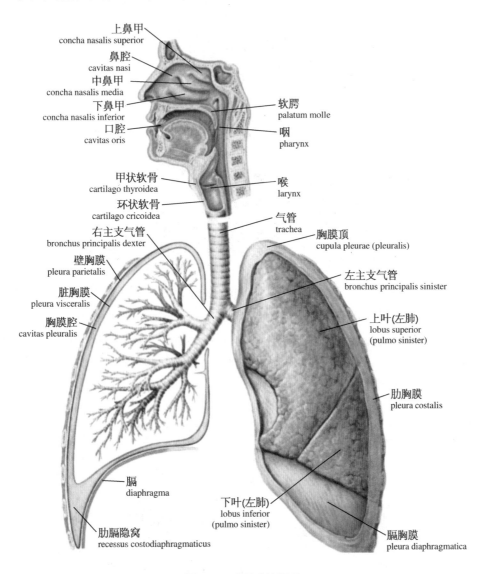

上鼻甲
concha nasalis superior

鼻腔
cavitas nasi

中鼻甲
concha nasalis media

下鼻甲
concha nasalis inferior

口腔
cavitas oris

甲状软骨
cartilago thyroidea

环状软骨
cartilago cricoidea

右主支气管
bronchus principalis dexter

壁胸膜
pleura parietalis

脏胸膜
pleura visceralis

胸膜腔
cavitas pleuralis

膈
diaphragma

肋膈隐窝
recessus costodiaphragmaticus

软腭
palatum molle

咽
pharynx

喉
larynx

气管
trachea

胸膜顶
cupula pleurae (pleuralis)

左主支气管
bronchus principalis sinister

上叶(左肺)
lobus superior
(pulmo sinister)

肋胸膜
pleura costalis

下叶(左肺)
lobus inferior
(pulmo sinister)

膈胸膜
pleura diaphragmatica

图4-1 呼吸系统概观

2. 鼻腔外侧壁（图4-2），鼻旁窦开口（图4-3）

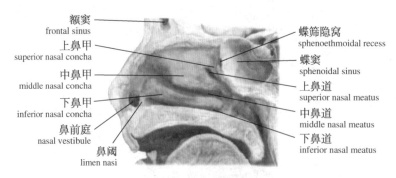

额窦 frontal sinus
上鼻甲 superior nasal concha
中鼻甲 middle nasal concha
下鼻甲 inferior nasal concha
鼻前庭 nasal vestibule
鼻阈 limen nasi
蝶筛隐窝 sphenoethmoidal recess
蝶窦 sphenoidal sinus
上鼻道 superior nasal meatus
中鼻道 middle nasal meatus
下鼻道 inferior nasal meatus

图4-2　鼻腔外侧壁

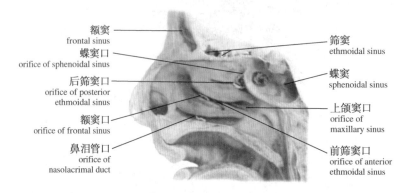

额窦 frontal sinus
蝶窦口 orifice of sphenoidal sinus
后筛窦口 orifice of posterior ethmoidal sinus
额窦口 orifice of frontal sinus
鼻泪管口 orifice of nasolacrimal duct
筛窦 ethmoidal sinus
蝶窦 sphenoidal sinus
上颌窦口 orifice of maxillary sinus
前筛窦口 orifice of anterior ethmoidal sinus

图4-3　鼻旁窦开口

问题： 鼻旁窦有哪些？它们分别开口于何处？

答： 鼻旁窦又称鼻窦或副鼻窦，共4对，包括上颌窦、额窦、筛窦和蝶窦，其中上颌窦、额窦、前中筛窦开口于中鼻道，后筛窦开口于上鼻道，蝶窦开口于蝶筛隐窝。

3. 分离喉软骨（图4-4）

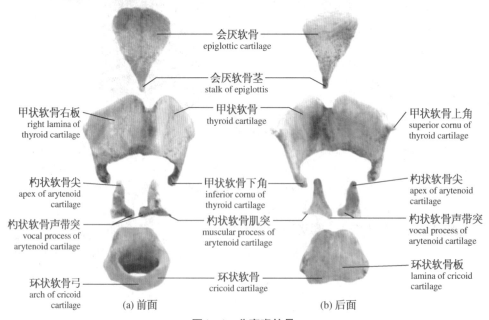

会厌软骨 epiglottic cartilage
会厌软骨茎 stalk of epiglottis
甲状软骨右板 right lamina of thyroid cartilage
甲状软骨 thyroid cartilage
甲状软骨上角 superior cornu of thyroid cartilage
杓状软骨尖 apex of arytenoid cartilage
甲状软骨下角 inferior cornu of thyroid cartilage
杓状软骨尖 apex of arytenoid cartilage
杓状软骨声带突 vocal process of arytenoid cartilage
杓状软骨肌突 muscular process of arytenoid cartilage
杓状软骨声带突 vocal process of arytenoid cartilage
环状软骨弓 arch of cricoid cartilage
环状软骨 cricoid cartilage
环状软骨板 lamina of cricoid cartilage
(a) 前面
(b) 后面

图4-4　分离喉软骨

问题：喉软骨的组成如何？

答：不成对的有甲状软骨、环状软骨和会厌软骨。成对的有杓状软骨。

4. 喉冠状切面（图4-5）

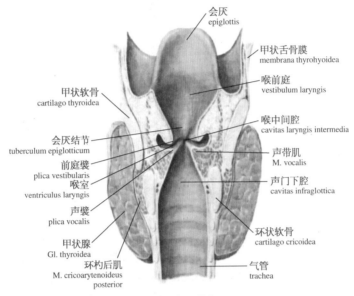

图4-5 喉冠状切面

问题：喉腔黏膜有何特点？

答：在喉腔中部的侧壁上，有上、下两对前后方向走行的黏膜皱襞突入腔内，上方为一对称前庭襞，下方为一对称声襞。两侧前庭襞之间的窄隙称前庭裂。两侧声襞之间的窄隙称声门裂。声门裂是喉腔中最狭窄的部位。

5. 喉口（图4-6），气管和主支气管（图4-7）

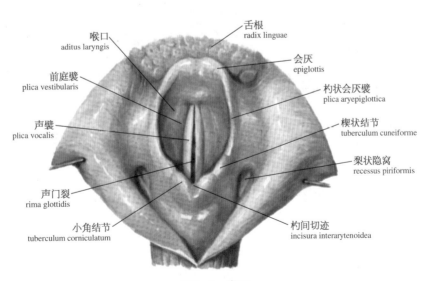

图4-6 喉口

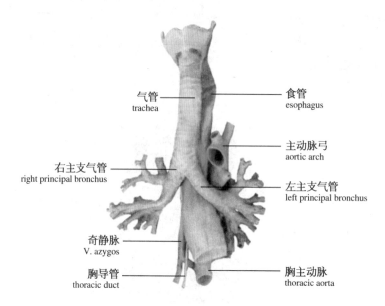

图4-7　气管和主支气管

问题：左、右支气管有何不同点？气管异物易坠入哪一侧主支气管？

答：左主支气管细而长，走行方向近似水平；右主支气管粗而短，走行较陡直。如果气管内有异物，大多坠入右主支气管。

6. 气管和支气管铸型（图4-8），成人肺（图4-9）

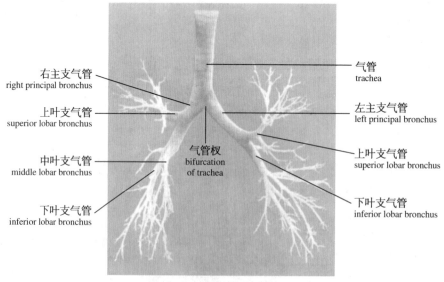

图4-8　气管和支气管铸型

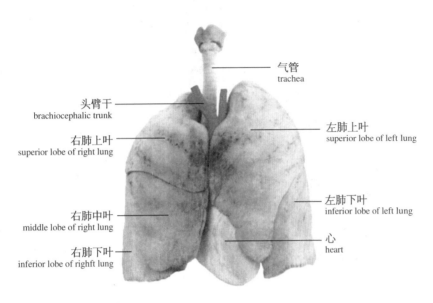

图4-9 成人肺

问题：简述肺的结构与功能。

答：肺左、右各一，位于胸腔内，居膈的上方，纵隔的两侧。

肺形似半个圆锥体，有一尖、一底、三面和三缘。肺尖经胸廓上口伸入到颈根部，高出锁骨内侧1/3的上方约2.5 cm。肺的内侧面与纵隔相邻，又称纵隔面，在纵隔面的中央有一椭圆形的凹陷，称肺门，是主支气管、肺的血管、神经、淋巴管等出入的部位。

7. 左肺（图4-10），**右肺**（图4-11）

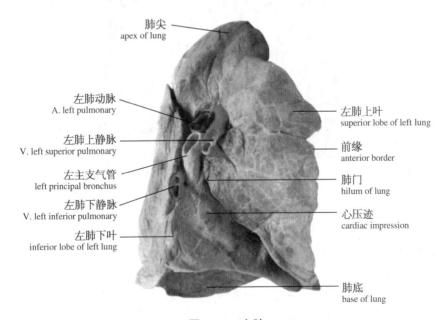

图4-10 左肺

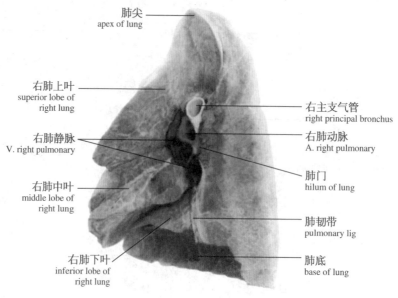

图4-11 右肺

肺尖
apex of lung

右肺上叶
superior lobe of
right lung

右肺静脉
V. right pulmonary

右肺中叶
middle lobe of
right lung

右肺下叶
inferior lobe of
right lung

右主支气管
right principal bronchus

右肺动脉
A. right pulmonary

肺门
hilum of lung

肺韧带
pulmonary lig

肺底
base of lung

8. 胸膜（图4-12）

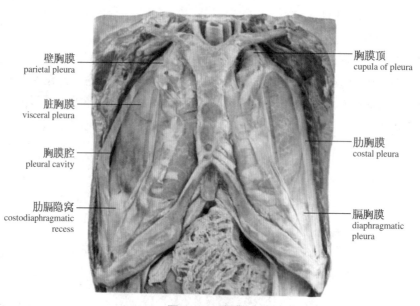

图4-12 胸膜

壁胸膜
parietal pleura

脏胸膜
visceral pleura

胸膜腔
pleural cavity

肋膈隐窝
costodiaphragmatic
recess

胸膜顶
cupula of pleura

肋胸膜
costal pleura

膈胸膜
diaphragmatic
pleura

问题1：胸膜腔是怎样构成的？有哪些特点？

答：胸膜是一层光滑的浆膜，在肺表面的胸膜称脏胸膜；在胸壁内面、膈上面和纵隔两侧面的胸膜称壁胸膜。脏胸膜和壁胸膜在肺根处相互移行构成胸膜腔。胸膜腔有两个，左、右胸膜腔互不相通，腔内呈负压，有少量浆液，可减少磨擦。

问题2：简述壁胸膜的分部，肋膈隐窝的位置与临床意义。

答：壁胸膜按其所衬覆的部位不同可分胸膜顶、肋胸膜、纵隔胸膜和膈胸膜4部。肋膈隐窝位于胸膜腔下部，是肋胸膜与膈胸膜返折所形成。该隐窝为胸膜腔的最低部位，胸膜腔黏液首先积聚于此。

三、实验报告

填图1 呼吸系统示意图

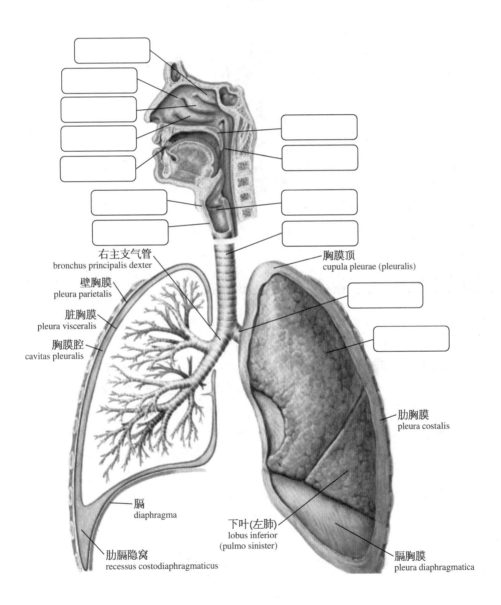

右主支气管
bronchus principalis dexter

壁胸膜
pleura parietalis

脏胸膜
pleura visceralis

胸膜腔
cavitas pleuralis

胸膜顶
cupula pleurae (pleuralis)

肋胸膜
pleura costalis

膈
diaphragma

肋膈隐窝
recessus costodiaphragmaticus

下叶(左肺)
lobus inferior
(pulmo sinister)

膈胸膜
pleura diaphragmatica

填图2　喉冠状切面

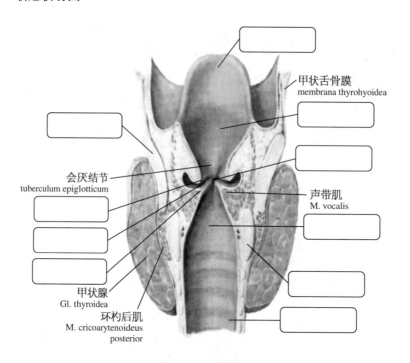

会厌结节
tuberculum epiglotticum

甲状舌骨膜
membrana thyrohyoidea

声带肌
M. vocalis

甲状腺
Gl. thyroidea

环杓后肌
M. cricoarytenoideus
posterior

四、实 验 小 结

1. 呼吸系统由呼吸道和肺组成。呼吸道包括鼻、咽、喉、气管、主支气管及其在肺内的各级分支，通常将鼻、咽、喉称上呼吸道，将气管和各级支气管称为下呼吸道。

2. 喉以喉软骨为基础，借关节、韧带和肌肉连接而成，既是呼吸道，又是发音器官。喉软骨包括不成对的甲状软骨、环状软骨、会厌软骨和成对的杓状软骨。喉的内腔称为喉腔，喉腔向上经喉口通喉咽，向下连通气管。在喉腔中部的侧壁上，有上、下两对前、后方向走行的黏膜皱襞突入腔内，上方的一对称前庭襞，下方的一对称声襞。两侧前庭襞之间的窄隙称前庭裂；两侧声襞之间的窄隙称声门裂，声门裂是喉腔中最狭窄的部位。声襞黏膜与深部的声韧带和声带肌肉构成声带，气流通过声门裂时可振动声带发出声音。

喉腔可借上述两对黏膜皱襞分为喉前庭、喉中间腔和声门下腔。声门下腔的黏膜下组织比较疏松，炎症时容易引起水肿，幼儿因喉腔狭小，水肿时会造成喉腔阻塞而致呼吸困难。

3. 左主支气管细而长，走行方向近似水平；右主支气管粗而短，走行较陡直，气管异物多坠入右主支气管。

4. 肺左、右各一，位于胸腔内，膈的上方，纵隔的两侧，每侧肺形似圆锥体，有一尖、一底、三面和三缘。肺的上端为肺尖，经胸廓上口伸入到颈根部，高出锁骨内侧1/3的上方约2.5 cm。下面宽大称肺底，与膈肌相贴，又称膈面。肺的内侧面与纵隔相邻，又称纵隔面。在纵隔面的中央凹陷称肺门，是主支气管、肺血管、神经、淋巴等出入的部位。这些出入肺的结构被结缔组织包裹在一起，并由胸膜包成一束，统称为肺根。左肺根的结构自上而下是肺动脉、左主支气管、下肺静脉；右肺根的结构自上而下是上叶支气管、肺动脉、肺静脉。

5. 胸膜是一层光滑的浆膜，在肺表面的胸膜称为脏胸膜；在胸壁内面、膈上面和纵隔两侧面的胸膜称壁胸膜。在左、右两肺周围的脏、壁胸膜在肺根处相互移行，围成一个完全封闭的潜在性腔隙，称胸膜腔。左、右胸膜腔互不相通，腔内呈负压，仅有少量浆液，可减少摩擦。

6. 壁胸膜依其所衬的部位不同可分为膈胸膜、纵隔胸膜、肋胸膜和胸膜顶4部。不同部位的壁胸膜之间出现返折并相互移行，形成较深腔隙，在深吸气时，肺缘也不能深入其内，将这部分胸膜腔称为胸膜隐窝。其中最大、最主要的是肋膈隐窝，此隐窝在胸膜腔下部，是肋胸膜与膈胸膜返折处所形成，该陷窝为胸膜腔的最低部位，胸膜腔积液首先集聚于此。

实 验 五
泌尿生殖系统

一、实验目的

1. 描述各泌尿器官的位置、形态及重要毗邻。
2. 描述男性和女性各生殖器官的位置、形态、连接关系、主要毗邻和重要结构。
3. 了解乳房的位置、输乳管的分布及开口，会阴（广义和狭义）的范围。

二、相关理论与实验

（一）名词解释

1. **肾门（renal hilum）** 肾内侧缘中部有一凹陷称为肾门，有肾动脉、肾静脉、肾盂、神经以及淋巴管等结构出入肾的部位。

2. **肾蒂（renal pedicle）** 出入肾门的结构被结缔组织包裹在一起，称为肾蒂。右侧肾蒂比左侧肾蒂短，故临床上右肾手术较为困难。

3. **肾窦（renal sinus）** 肾门向肾实质内凹陷形成的腔隙，称为肾窦，内含有肾血管、肾盂、肾大盏、肾小盏、神经、淋巴和脂肪组织等。

4. **肾区（renal region）** 肾门在腹后壁的体表投影，一般在竖脊肌外侧缘与第12肋之间的夹角内，临床上称此区为肾区。肾患病时，此区可压痛或叩击痛。

5. **膀胱三角（trigone of bladder）** 在膀胱底，两输尿管口与尿道内口之间有一三角形区域，无论膀胱充盈或空虚时，均平滑无皱襞，此区称膀胱三角，它是炎症、结核与肿瘤的好发部位。

6. **精索（spermatic cord）** 为较柔软的圆索状结构，从腹股沟深环经腹股沟管，出腹股沟皮下环后返至睾丸上段。其内主要有输精管、睾丸动脉、蔓状静脉丛、输精管动脉、输精管静脉、神经丛、淋巴管等。

7. **射精管（ejaculatory duct）** 输精管壶腹下端变细，与精囊的排泄管汇合而成，穿前列腺实质，开口于尿道的前列腺部。

8. **后尿道（posterior urethra）** 男性尿道分3部：前列腺部、膜部和海绵体部，临床上称前列腺部和膜部为后尿道。

9. **子宫峡（isthmus of uterus）** 子宫颈阴道上部的上端与子宫体相接较狭细处称子宫峡，非妊娠期子宫峡不明显，妊娠期子宫峡扩张伸长，形成子宫下段。产科医生于此处进行剖腹取胎。

10. **阴道穹（fornix of vagina）** 阴道的上段较宽，包绕子宫颈阴道部，两者间形成环形凹陷称阴道穹。

11. **产科会阴（perineum）** 指的是女性狭义会阴，是外生殖器与肛门间狭小区域的软组织。

12. **盆膈（pelvic diaphragm）** 在肛门三角处，深筋膜覆盖在肛提肌和尾骨肌的上、下面，分别称盆膈上、下筋膜，盆膈上、下筋膜与其间的肌肉共同构成盆膈，其中有直肠通过。

（二）相关问题及图解说明

1. 泌尿生殖系统概观（图5-1）

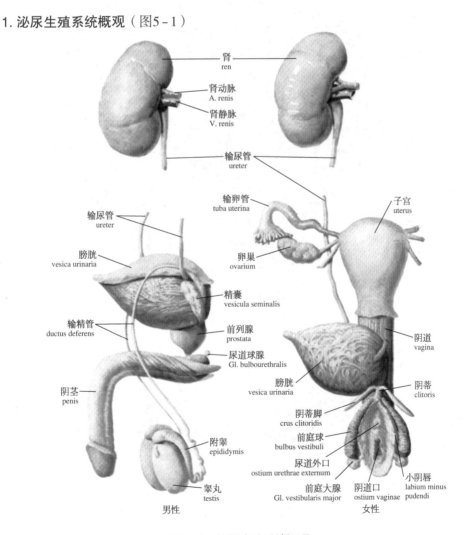

图5-1 泌尿生殖系统概观

问题：简述泌尿系统的组成。

答：由肾、输尿管、膀胱和尿道组成，其中肾是制尿器官，输尿管、膀胱和尿道是排尿管道。

2. 腹后壁（图5-2），肾的形态（图5-3）

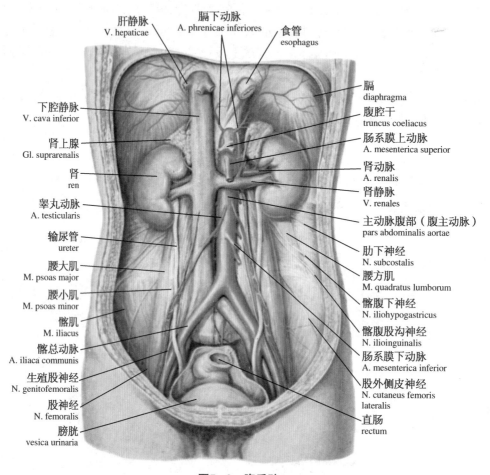

图5-2　腹后壁

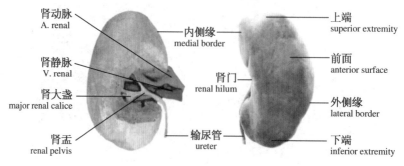

图5-3　肾的形态

3. 右肾冠状切面（图5-4）

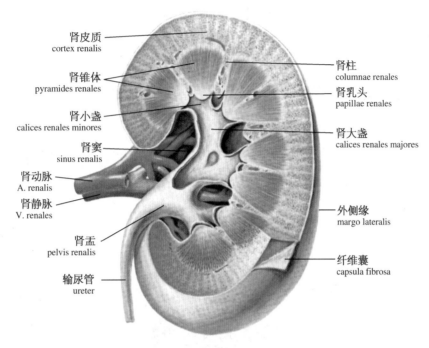

图5-4　右肾冠状切面

问题1：简述肾的位置与结构。

答：肾位于腹膜后脊柱的两侧，属于腹膜外位器官。一般左肾上端平第11胸椎体下缘；下端平第2腰椎体下缘。右肾比左肾低半个椎体。

肾是实质性器官，左、右各一。肾可分上、下两端，前、后两面和内、外侧两缘。其中内侧缘中部有一凹陷，称为肾门，为肾动脉、肾静脉、肾盂、神经以及淋巴管结构出入肾的部位。

问题2：肾门的体表投影如何？有何临床意义？

答：肾门约平第1腰椎体平面。肾门在腹后壁一般在竖脊肌的外侧缘与第12肋之间的夹角内，临床上称此处为肾区。临床上肾患病时，肾区有压痛和叩击痛。

问题3：输尿管可分为几部？有哪几个生理性狭窄？其临床意义如何？

答：输尿管左、右各一，起于肾盂末端，终于膀胱，根据行程全长可分为腹部、盆部和壁内部3部。全长有3处生理性狭窄：①位于肾盂和输尿管的移行处；②位于输尿管和髂血管的交叉处；③位于输尿管穿膀胱壁处。临床上该3处狭窄是结石易滞留的部位。

4. 膀胱的形态（图5-5），膀胱三角（图5-6）

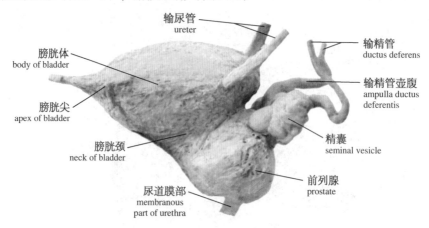

图5-5　膀胱的形态

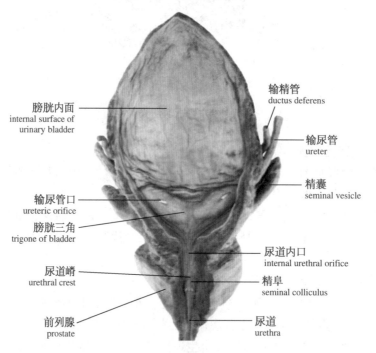

图5-6　膀胱三角

问题：简述膀胱三角的位置及其临床意义。

答：在膀胱底，两侧输尿管口与尿道内口之间，有一个三角形区域，无论膀胱充盈或空虚时，均平滑无皱襞，此区为膀胱三角。临床上此区是炎症、结核和肿瘤的好发部位。

5. 男性生殖器（图5-7）

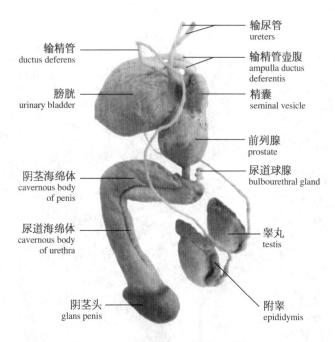

输精管
ductus deferens

膀胱
urinary bladder

阴茎海绵体
cavernous body
of penis

尿道海绵体
cavernous body
of urethra

阴茎头
glans penis

输尿管
ureters

输精管壶腹
ampulla ductus
deferentis

精囊
seminal vesicle

前列腺
prostate

尿道球腺
bulbourethral gland

睾丸
testis

附睾
epididymis

图5-7 男性生殖器

问题1：简述男性生殖器的组成。

答：男性生殖器包括内、外生殖器。内生殖器由生殖腺（睾丸）、输送管道（附睾、输精管、射精管、男性尿道）和附属腺体（精囊、前列腺、尿道球腺）组成；外生殖器包括阴囊和阴茎。

问题2：输精管分哪几部？输精管结扎术常在何处进行？

答：输精管行程较长，平均长度约50 cm，可分为4部：①睾丸部：为输精管的起始部，较短；②精索部：此段位置表浅，容易触及；③腹股沟部：位于腹股沟管内；④盆部：为最长的一段，至膀胱底后面，两侧输精管逐渐相互靠近并扩大成输精管壶腹。输精管结扎术常在精索部进行。

6. 男性骨盆正中矢状断面（图5-8）

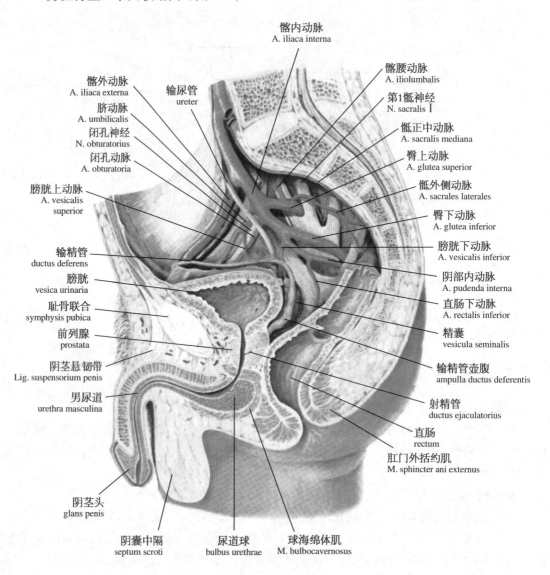

图5-8　男性骨盆正中矢状断面

问题：男性尿道分哪几部？其特点及临床意义如何？

答：男性尿道可分为3部：前列腺部、膜部和海绵体部。临床上把前列腺部和膜部称后尿道，海绵体部称前尿道。

男性尿道的特点：有3处狭窄、3处扩大和2个弯曲。3处狭窄分别位于尿道内口、膜部和尿道外口。3处扩大分别位于前列腺部、尿道球部和尿道舟状窝。2个弯曲：一个为耻骨下弯，此弯曲恒定无变化；另一个弯曲为耻骨前弯，将阴茎向上提起此弯曲可以消失。临床上给男患者行膀胱镜检或导尿时应注意男性尿道的3处狭窄和2个弯曲的特点。

7. 睾丸内部结构模式图（图5-9）

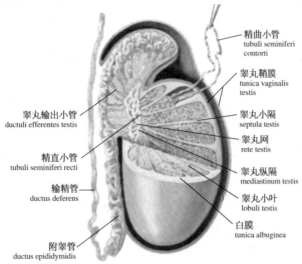

精曲小管
tubuli seminiferi contorti

睾丸鞘膜
tunica vaginalis testis

睾丸小隔
septula testis

睾丸网
rete testis

睾丸纵隔
mediastinum testis

睾丸小叶
lobuli testis

白膜
tunica albuginea

睾丸输出小管
ductuli efferentes testis

精直小管
tubuli seminiferi recti

输精管
ductus deferens

附睾管
ductus epididymidis

图5-9　睾丸内部结构模式图

8. 女性骨盆正中矢状断面（图5-10）

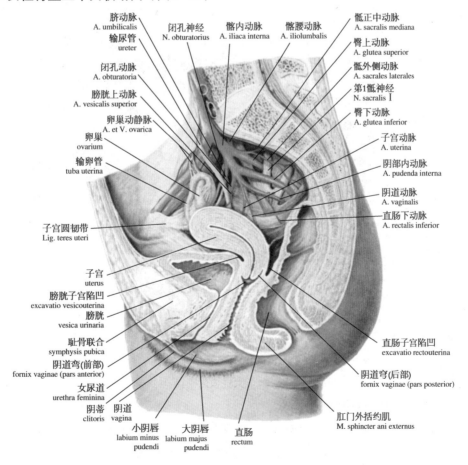

脐动脉
A. umbilicalis

输尿管
ureter

闭孔动脉
A. obturatoria

膀胱上动脉
A. vesicalis superior

卵巢动静脉
A. et V. ovarica

卵巢
ovarium

输卵管
tuba uterina

子宫圆韧带
Lig. teres uteri

子宫
uterus

膀胱子宫陷凹
excavatio vesicouterina

膀胱
vesica urinaria

耻骨联合
symphysis pubica

阴道弯（前部）
fornix vaginae (pars anterior)

女尿道
urethra feminina

阴蒂
clitoris

阴道
vagina

小阴唇
labium minus pudendi

大阴唇
labium majus pudendi

直肠
rectum

闭孔神经
N. obturatorius

髂内动脉
A. iliaca interna

髂腰动脉
A. iliolumbalis

骶正中动脉
A. sacralis mediana

臀上动脉
A. glutea superior

骶外侧动脉
A. sacrales laterales

第1骶神经
N. sacralis I

臀下动脉
A. glutea inferior

子宫动脉
A. uterina

阴部内动脉
A. pudenda interna

阴道动脉
A. vaginalis

直肠下动脉
A. rectalis inferior

直肠子宫陷凹
excavatio rectouterina

阴道穹（后部）
fornix vaginae (pars posterior)

肛门外括约肌
M. sphincter ani externus

图5-10　女性骨盆正中矢状断面

9. 女性内生殖器（图5-11）

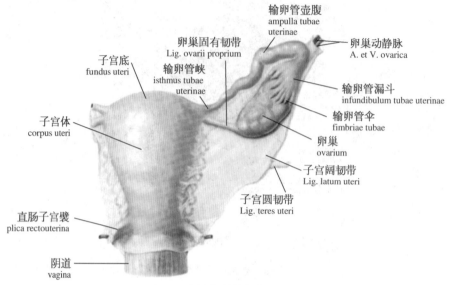

(a) 女性内生殖器后面观

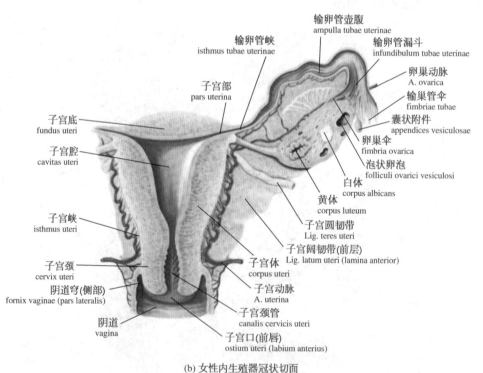

(b) 女性内生殖器冠状切面

图5-11 女性内生殖器

问题1：简述女性生殖器的组成。

答：女性生殖器包括内、外生殖器。内生殖器包括生殖腺（卵巢）、输送管道（输卵管、子宫和阴道）和附属腺体（前庭大腺）。外生殖器即女外阴。

问题2：输卵管由内侧向外侧可分几部？输卵管结扎术的常选部位在哪里？

答：输卵管左、右各一，由内向外分4部：①输卵管子宫部，直径最细；②输卵管峡：短而细，壁较厚；③输卵管壶腹：管径粗而长，约占输卵管全长的2/3，行程弯曲，卵细胞通常在此受精；④输卵管漏斗：漏斗末端称输卵管伞，盖在卵巢的表面，手术时常以此作为识别输卵管的标志。

峡部是输卵管结扎术的常选部位。

10. 乳房（图5-12），女性乳房矢状断面模式图（图5-13）

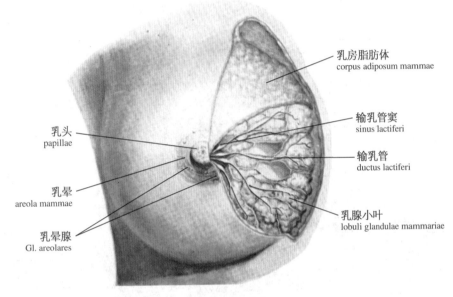

图5-12 乳房

问题：乳房的主要结构特点是什么？有哪些临床意义？

答：由于乳腺叶和输乳管（节）绕乳头呈放射状排列，做乳房手术时应尽量作放射切口，以减少对乳腺叶和输乳管的损伤。乳房皮肤与乳腺深层的胸筋膜之间有乳房悬韧带。乳癌早期，乳房悬韧带可受侵犯而缩短，致使皮肤表面出现点状凹陷，临床上称"橘皮样变"，这是乳癌早期的常见体征。

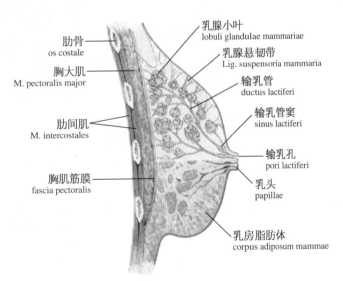

图5-13 女性乳房矢状断面模式图

三、实验报告

填图1　右肾冠状断面

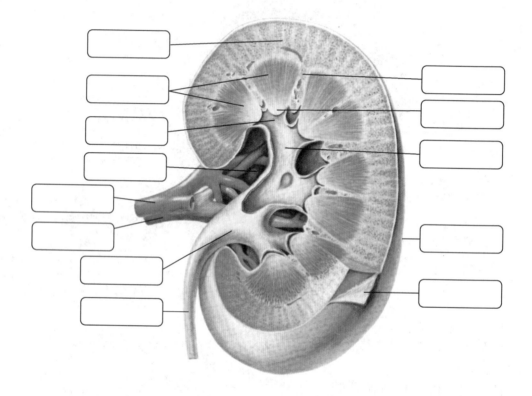

填图2　男性生殖器官和女性生殖器官示意图

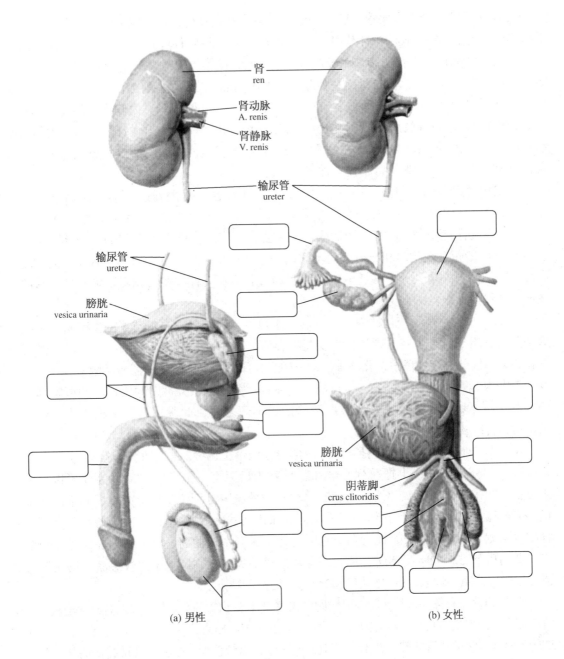

肾
ren

肾动脉
A. renis

肾静脉
V. renis

输尿管
ureter

输尿管
ureter

膀胱
vesica urinaria

膀胱
vesica urinaria

阴蒂脚
crus clitoridis

(a) 男性

(b) 女性

四、实验小结

1. 泌尿系统由肾、输尿管、膀胱和尿道组成。肾是造尿工厂，输尿管、膀胱和尿道为排尿管道。主要功能是排除机体代谢废物和多余水分，维持机体内环境恒定。

2. 肾位于腹膜后脊柱两侧，一般左肾上端平第11胸椎体下缘，下端平第2腰椎体下缘，第12肋斜过左肾后面中部。右肾比左肾低半个椎体，第12肋斜过右肾后面的上部。

3. 肾从形态上分为上、下两端，前、后两面和内、外侧两缘。内侧缘中部有一凹陷为肾门，有肾动脉、肾静脉、肾盂、神经及淋巴等结构出入。这些出入肾门的结构被结缔组织包在一起称肾蒂，右侧肾蒂比左侧肾蒂短。肾门向肾实质内凹陷形成的腔隙称肾窦，内含肾血管、肾盂、肾大盏、肾小盏、神经、淋巴等。

4. 输尿管为细长的肌性管道，左、右各一，起于肾盂，终于膀胱。根据其行程分为3部：腹部、盆部、壁内部。全长有3处生理性狭窄：第1处位于肾盂与输尿管的移行处；第2处位于输尿管与髂血管交叉处；第3处位于输尿管穿膀胱壁处。以上3个狭窄处是结石易滞留部位。

5. 膀胱的位置随年龄和充盈程度不同而异，在成人，膀胱毗邻男、女有别，前方均为耻骨联合，后方在男性为精囊、输精管壶腹和直肠，在女性与子宫颈和阴道相邻。膀胱颈在男性紧邻前列腺，在女性则紧贴尿生殖膈。

6. 男、女性生殖系统包括内生殖器和外生殖器两大部分。内生殖器由生殖腺、生殖管道和附属腺组成。外生殖器则为两性交接的器官。生殖腺是产生生殖细胞、分泌性激素的器官，即男性睾丸产生精子，分泌雄性激素；女性卵巢产生卵子，分泌雌性激素。

7. 输精管平均长度为50 cm，行程较长，可分为4部：睾丸部、精索部、腹股沟部和盆部。其中精索部介于睾丸上端与腹股沟管的皮下环之间，此段输精管位置表浅，容易触及，输精管结扎术常在此部进行。

8. 男性尿道兼有排尿和排精功能。成年男性尿道长16~22 cm，可分为3部：前列腺部、膜部和海绵体部。临床上把前列腺部和膜部称为后尿道，把海绵体部称为前尿道。男性尿道在行径中有3处狭窄、3处扩大和2个弯曲。3处狭窄分别位于尿道内口、膜部和尿道外口。3处扩大分别位于前列腺部、尿道球部和尿道舟状窝。2个弯曲：一为耻骨下弯，在耻骨联合下方，凹向前上方，此弯曲恒定无变化；另一个弯曲为耻骨前弯，在耻骨联合前下方，凹向后下方，如将阴茎向上提起，此弯曲可消失。在临床上给男性患者行膀胱镜检查或导尿时应注意男性尿道的3处狭窄和2个弯曲的解剖特点。

9. 输卵管左右各一，其外侧端以输卵管腹腔口开口于腹膜腔，内侧端以输卵管子宫口与子宫腔相通，故女性腹膜腔可经输卵管、子宫、阴道与外界相通。输卵管由内向外分为4部：①输卵管子宫部；②输卵管峡部：此部短而细，壁较厚，血管较少，是输卵管结扎术的常选部位；③输卵管壶腹部：管径粗而长，约占输卵管全长的2/3，行程弯曲、血管丰富，卵细胞通常在此受精；④输卵管漏斗：漏斗末端的边缘形成输卵管伞，手术时常以此作为识别输卵管的标志。

10. 子宫位于小骨盆腔的中央，在膀胱和直肠之间。成年女性子宫的正常位置呈前倾前屈位。它借韧带、阴道、尿生殖膈和盆底肌等维持正常位置，主要靠子宫阔韧带、子宫圆韧带、子宫主韧带及骶子宫韧带4对韧带来维持子宫的前倾前屈位。

实 验 六
脉 管 系 统

一、实验目的

1. 描述心的位置、外形和内腔结构。
2. 辨认心的传导系统组成，心的冠状动脉走行、分支及心包的结构。
3. 在活体或尸体上识别心的体表投影及心尖搏动的部位。

二、相关理论与实验

（一）名词解释

1. **血液循环（blood circulation）**　血液由心室射出，流经动脉、毛细血管和静脉，最后又返回心房，这种周而复始、循环不止的流动，称血液循环。它可分为体循环和肺循环两部分。

2. **卵圆窝（oval fossa）**　右心房的后内侧壁主要由房间隔构成，其下部有一卵圆形浅凹，称卵圆窝。它是胚胎时期卵圆孔闭锁的遗迹，此处壁较薄弱，是房间隔缺损的好发部位。

3. **隔缘肉柱（septomarginal trabecula）**　在右心室内前乳头肌根部有一条肌束，横过室腔连至室间隔的下部，称隔缘肉柱，又称节制索。在右心室手术时应注意勿损伤隔缘肉柱，以免造成右束支传导阻滞。

4. **室间隔（interventricular septum）**　位于左、右心室之间，分为肌部和膜部两部分，肌部位于室间隔下方，膜部是室间隔上缘较小的区域，即心房与心室的交界部位。膜部薄而缺乏肌质，为室间隔缺损的好发部位。

5. **窦房结（sinuatrial node）**　位于上腔静脉与右心房的交界处心外膜深面，是心的正常起搏点。

6. **动脉韧带（arterial ligament）**　在肺动脉干分为左右肺动脉的分叉处偏左侧与主动脉弓

下缘之间有一结缔组织索,称为动脉韧带。它是胎儿时期动脉导管闭锁后的遗迹。一般在出生后3个月闭锁,如6个月内尚未闭锁则为动脉导管未闭,是临床上最常见的先天性心脏病之一。

7. 颈动脉窦(carotid sinus) 是颈总动脉末端和颈内动脉起始处的膨大部分,壁内有压力感受器,能感受血压的变化。

8. 颈动脉小球(carotid glomera) 为扁椭圆形小体,在颈内、外动脉分叉处后方,属化学感受器,能感受血液中二氧化碳浓度变化的刺激,反射性地调节呼吸运动。

9. 静脉角(veous angle) 在胸锁关节后方由同侧的颈内静脉和锁骨下静脉汇合而成,汇合处形成的夹角称静脉角,是淋巴导管注入的部位。

10. 危险三角区 面静脉缺乏静脉瓣,当面部发生感染时若处理不当,病菌经内眦静脉、眼静脉或经面深静脉、翼静脉丛、眼下静脉流入海绵窦,引起颅内感染。故临床上把鼻根至两侧口角间的三角区称危险三角。

11. 乳糜池(cisterna chyli) 位于第1腰椎体前方梭形膨大,由左、右腰干和肠干汇合而成,是胸导管起始处。

12. 脾门(splenic hilum) 脾分上、下两缘,前、后两端,内、外两侧面。其中内侧面凹陷,与脏器相毗邻,称为脏面。此面中央为脾门,是脾的血管、神经、淋巴管等出入处。

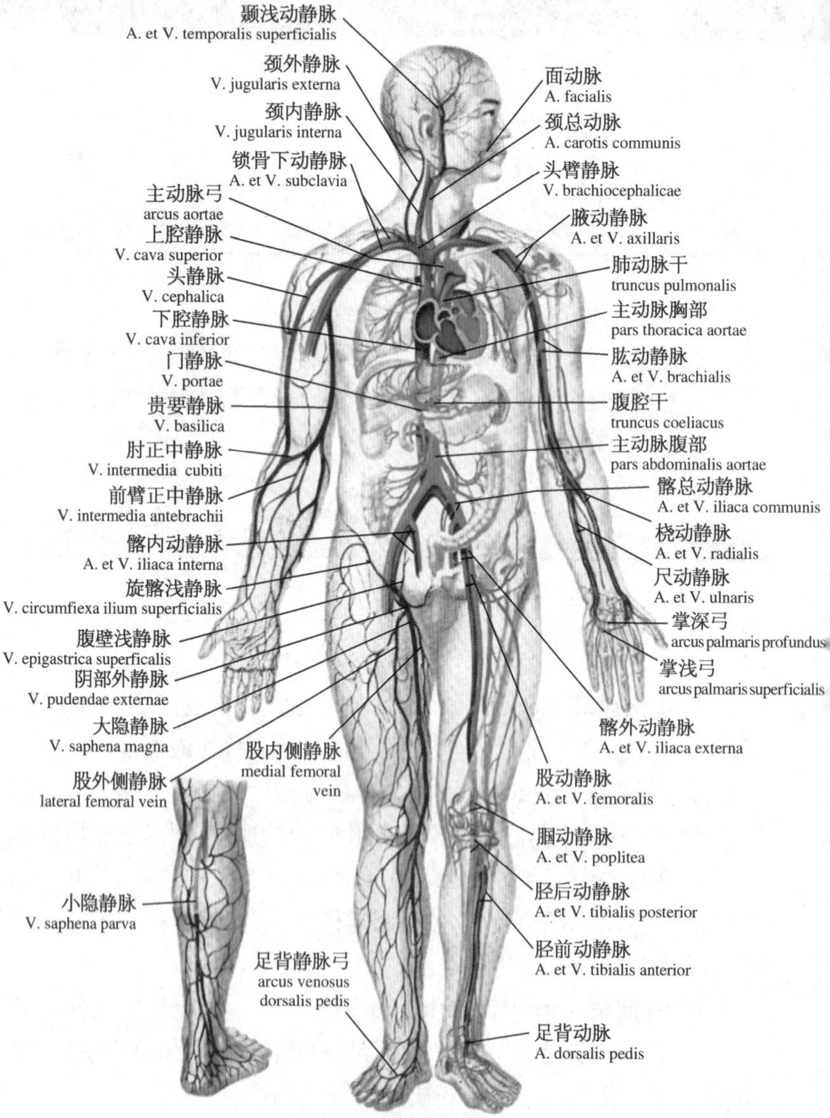

图6-1 血管分布模式图

(二)相关问题及图解说明

1. 血管分布模式图(图6-1)

2. 大小循环示意图（图6-2）

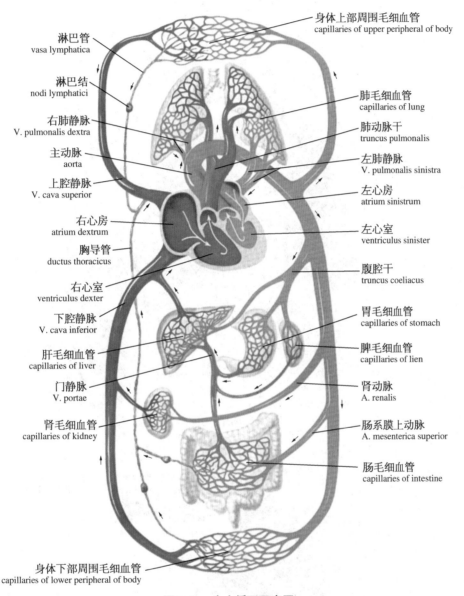

淋巴管
vasa lymphatica

淋巴结
nodi lymphatici

右肺静脉
V. pulmonalis dextra

主动脉
aorta

上腔静脉
V. cava superior

右心房
atrium dextrum

胸导管
ductus thoracicus

右心室
ventriculus dexter

下腔静脉
V. cava inferior

肝毛细血管
capillaries of liver

门静脉
V. portae

肾毛细血管
capillaries of kidney

身体上部周围毛细血管
capillaries of upper peripheral of body

肺毛细血管
capillaries of lung

肺动脉干
truncus pulmonalis

左肺静脉
V. pulmonalis sinistra

左心房
atrium sinistrum

左心室
ventriculus sinister

腹腔干
truncus coeliacus

胃毛细血管
capillaries of stomach

脾毛细血管
capillaries of lien

肾动脉
A. renalis

肠系膜上动脉
A. mesenterica superior

肠毛细血管
capillaries of intestine

身体下部周围毛细血管
capillaries of lower peripheral of body

图6-2　大小循环示意图

问题：体、肺循环的途径如何？

答：大（体）循环的途径：左心室→主动脉→中、小动脉→全身毛细血管（物质交换）→中、小静脉→上、下腔静脉→右心房。

小（肺）循环的途径：右心室→肺动脉干→左、右肺动脉→肺泡毛细血管（气体交换）→肺静脉→左心房。

3. 心脏的位置（图6-3），**右心房和右心室内腔**（图6-4）

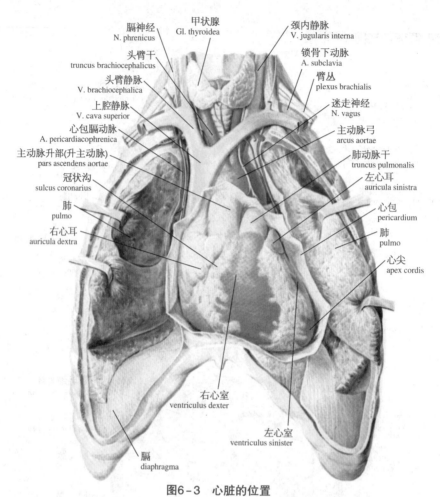

膈神经
N. phrenicus

甲状腺
Gl. thyroidea

颈内静脉
V. jugularis interna

头臂干
truncus brachiocephalicus

锁骨下动脉
A. subclavia

头臂静脉
V. brachiocephalica

臂丛
plexus brachialis

上腔静脉
V. cava superior

迷走神经
N. vagus

心包膈动脉
A. pericardiacophrenica

主动脉弓
arcus aortae

主动脉升部(升主动脉)
pars ascendens aortae

肺动脉干
truncus pulmonalis

冠状沟
sulcus coronarius

左心耳
auricula sinistra

肺
pulmo

心包
pericardium

右心耳
auricula dextra

肺
pulmo

心尖
apex cordis

右心室
ventriculus dexter

左心室
ventriculus sinister

膈
diaphragma

图6-3 心脏的位置

主动脉
aorta

下腔静脉瓣
valvula venae cavae inferioris

冠状窦瓣
valvula sinus coronarii

上腔静脉
V. cava superior

右房室瓣(三尖瓣)
valva atrioventricularis dextra (valva tricuspidalis)

右心耳
auricula dextra

肺动脉干
truncus pulmonalis

梳状肌
M. pectinati

肺动脉瓣
valva trunci pulmonalis

右心房
atrium dextrum

动脉圆锥
conus arteriosus

卵圆窝
fossa ovalis

室上嵴
crista supraventricularis

腱索
chordae tendineae

隔乳头肌
M. papillares septales

冠状窦瓣
valvula sinus coronarii

前瓣(三尖瓣)
cuspis anterior (valva tricuspidalis)

下腔静脉口
ostium venae cavae inferioris

隔瓣(三尖瓣)
cuspis septalis (valva tricuspidalis)

下腔静脉瓣
valvula venae cavae inferioris

隔缘肉柱
trabecula septomarginalis

后瓣(三尖瓣)
cuspis posterior (valva tricuspidalis)

前乳头肌
M. papillaris anterior

右心室
ventriculus dexter

后乳头肌
M. papillaris posterior

图6-4 右心房和右心室内腔

问题1：心外形上有哪些分界标志？

答：①冠状沟是心房与心室在心表面的分界标志；②前、后室间沟是左、右心室在心表面的分界标志；③后房间沟是左、右心房在心表面的分界标志。

问题2：简述卵圆窝的位置与临床意义。

答：右心房的后内侧壁主要由房间隔构成，其下部有一卵圆形浅凹，称为卵圆窝。它是胚胎时期卵圆孔闭锁的遗迹，此处壁较薄弱，是房间隔缺损的好发部位。

4. 左心房和左心室内腔（图6-5）

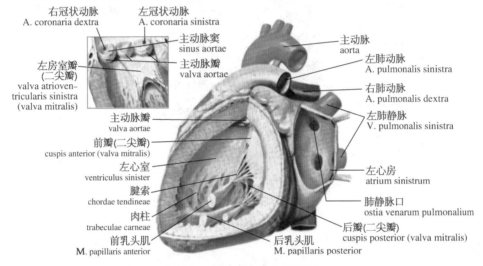

图6-5 左心房和左心室内腔

问题：左心室腔有哪些出入口及重要结构？

答：左心室腔以二尖瓣前瓣为界分为流入道和流出道。流入道为左房室口，左房室口周围的纤维环上有二尖瓣，二尖瓣有腱索连于乳头肌。流出道出口是主动脉口，口周有主动脉瓣。瓣膜与壁之间形成主动脉窦，其中主动脉左、右窦的动脉壁上分别有左、右冠状动脉的开口。

5. 心的血管前面（图6-6），心的血管后面（图6-7）

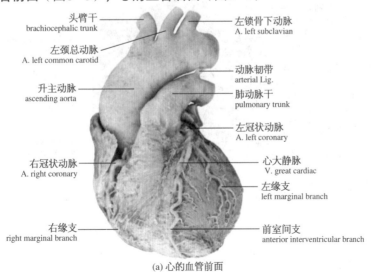

(a) 心的血管前面

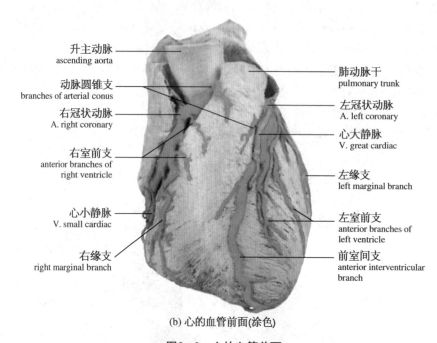

升主动脉
ascending aorta

动脉圆锥支
branches of arterial conus

右冠状动脉
A. right coronary

右室前支
anterior branches of
right ventricle

心小静脉
V. small cardiac

右缘支
right marginal branch

肺动脉干
pulmonary trunk

左冠状动脉
A. left coronary

心大静脉
V. great cardiac

左缘支
left marginal branch

左室前支
anterior branches of
left ventricle

前室间支
anterior interventricular
branch

(b) 心的血管前面(涂色)

图6-6 心的血管前面

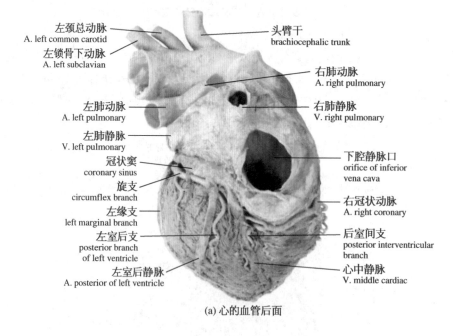

左颈总动脉
A. left common carotid

左锁骨下动脉
A. left subclavian

左肺动脉
A. left pulmonary

左肺静脉
V. left pulmonary

冠状窦
coronary sinus

旋支
circumflex branch

左缘支
left marginal branch

左室后支
posterior branch
of left ventricle

左室后静脉
A. posterior of left ventricle

头臂干
brachiocephalic trunk

右肺动脉
A. right pulmonary

右肺静脉
V. right pulmonary

下腔静脉口
orifice of inferior
vena cava

右冠状动脉
A. right coronary

后室间支
posterior interventricular
branch

心中静脉
V. middle cardiac

(a) 心的血管后面

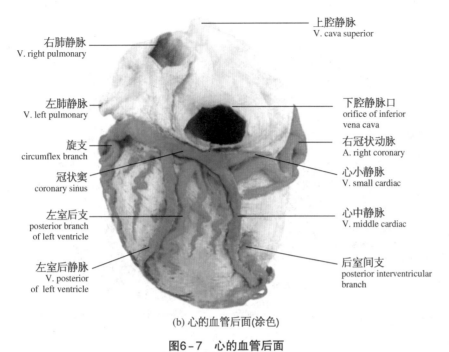

(b) 心的血管后面(涂色)

图6-7 心的血管后面

问题1：试述心的动脉来源及其左冠状动脉的起始、走行与主要分支。

答：心的动脉供应主要是左、右冠状动脉，它们均来源于升主动脉。

左冠状动脉起于主动脉左窦，经左心耳与肺动脉干之间入冠状沟，主要分支为前室间支与旋支。

问题2：什么叫动脉韧带？临床上有何意义？

答：在肺动脉干分为左、右动脉的分叉处偏左侧，与主动脉弓下缘之间有一结缔组织索，称为动脉韧带。该韧带一般在3个月左右闭锁，若在出生后6个月内尚未闭锁，为动脉导管未闭，是临床上最常见的先天性心脏病之一。

6. 心室底（图6-8），心脏传导系统（图6-9）

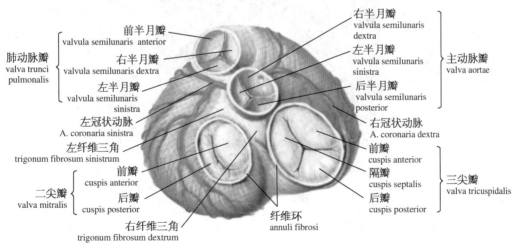

图6-8 心室底

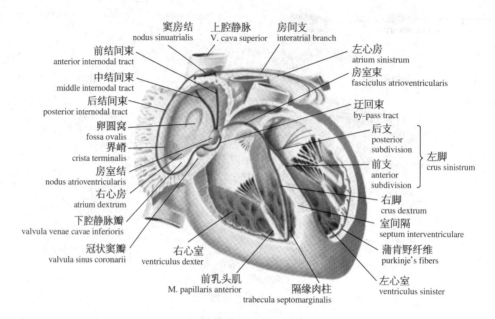

图6-9　心脏传导系统

问题：什么是心脏传导系统？心脏传导系统的组成如何？

答：心脏传导系统是由特殊分化的心肌细胞构成。主要功能是产生和传导冲动，控制心的节律性搏动。心脏传导系统由窦房结、房室结、房室束、左右束支及蒲肯野纤维组成。

7. 心包后壁（图6-10），心瓣膜的体表投影（图6-11）

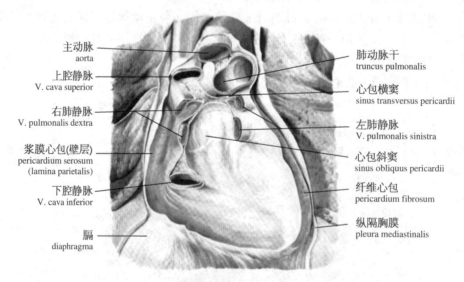

图6-10　心包后壁

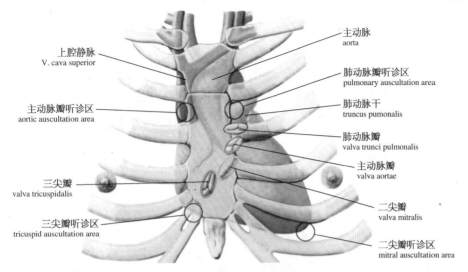

主动脉
aorta

上腔静脉
V. cava superior

肺动脉瓣听诊区
pulmonary auscultation area

主动脉瓣听诊区
aortic auscultation area

肺动脉干
truncus pumonalis

肺动脉瓣
valva trunci pulmonalis

主动脉瓣
valva aortae

三尖瓣
valva tricuspidalis

三尖瓣听诊区
tricuspid auscultation area

二尖瓣
valva mitralis

二尖瓣听诊区
mitral auscultation area

图6-11　心瓣膜的体表投影

8. 主动脉及其分支（图6-12）

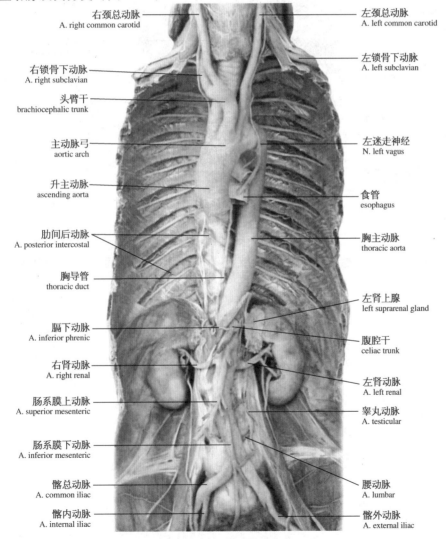

右颈总动脉
A. right common carotid

左颈总动脉
A. left common carotid

右锁骨下动脉
A. right subclavian

左锁骨下动脉
A. left subclavian

头臂干
brachiocephalic trunk

主动脉弓
aortic arch

左迷走神经
N. left vagus

升主动脉
ascending aorta

食管
esophagus

肋间后动脉
A. posterior intercostal

胸主动脉
thoracic aorta

胸导管
thoracic duct

左肾上腺
left suprarenal gland

膈下动脉
A. inferior phrenic

腹腔干
celiac trunk

右肾动脉
A. right renal

左肾动脉
A. left renal

肠系膜上动脉
A. superior mesenteric

睾丸动脉
A. testicular

肠系膜下动脉
A. inferior mesenteric

髂总动脉
A. common iliac

腰动脉
A. lumbar

髂内动脉
A. internal iliac

髂外动脉
A. external iliac

图6-12　主动脉及其分支

问题：试述主动脉的分段与主要分支。

答：主动脉是体循环的动脉主干，依其行程可分为升主动脉、主动脉弓和降主动脉3段。升主动脉的分支为左、右冠状动脉；主动脉的凸侧从右向左依次发出头臂干、左颈总动脉和左锁骨下动脉3大分支。其中头臂干又分为右颈总动脉和右锁骨下动脉；降主动脉分为胸主动脉和腹主动脉。

9. 颈外动脉及其分支（图6-13）

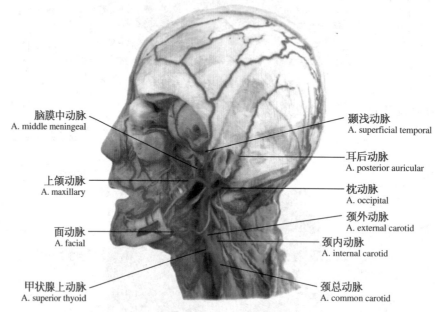

脑膜中动脉 A. middle meningeal

颞浅动脉 A. superficial temporal

耳后动脉 A. posterior auricular

上颌动脉 A. maxillary

枕动脉 A. occipital

颈外动脉 A. external carotid

面动脉 A. facial

颈内动脉 A. internal carotid

甲状腺上动脉 A. superior thyoid

颈总动脉 A. common carotid

图6-13　颈外动脉及其分支

问题：颈外动脉的主要分支有哪些？

答：颈外动脉的主要分支有：甲状腺上动脉、舌动脉、面动脉、颞浅动脉和上颌动脉。

10. 上肢动脉的前面观（图6-14）

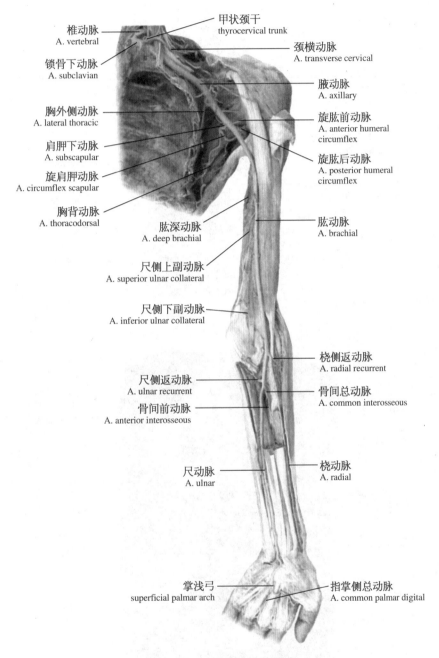

椎动脉
A. vertebral

锁骨下动脉
A. subclavian

甲状颈干
thyrocervical trunk

颈横动脉
A. transverse cervical

腋动脉
A. axillary

胸外侧动脉
A. lateral thoracic

旋肱前动脉
A. anterior humeral circumflex

肩胛下动脉
A. subscapular

旋肱后动脉
A. posterior humeral circumflex

旋肩胛动脉
A. circumflex scapular

胸背动脉
A. thoracodorsal

肱深动脉
A. deep brachial

肱动脉
A. brachial

尺侧上副动脉
A. superior ulnar collateral

尺侧下副动脉
A. inferior ulnar collateral

桡侧返动脉
A. radial recurrent

尺侧返动脉
A. ulnar recurrent

骨间总动脉
A. common interosseous

骨间前动脉
A. anterior interosseous

尺动脉
A. ulnar

桡动脉
A. radial

掌浅弓
superficial palmar arch

指掌侧总动脉
A. common palmar digital

图6-14　上肢动脉的前面观

问题：上肢的动脉主干包括哪些动脉？

答：上肢的动脉主干有腋动脉、肱动脉、桡动脉、尺动脉及掌浅弓、掌深弓。

11. 掌浅、深弓（图6-15），腹主动脉及其分支（图6-16）

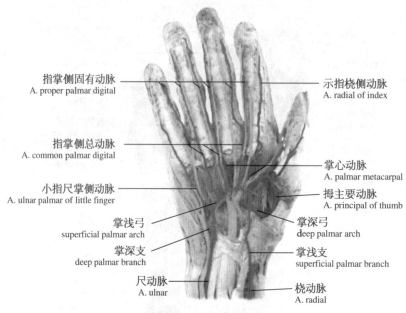

指掌侧固有动脉
A. proper palmar digital

示指桡侧动脉
A. radial of index

指掌侧总动脉
A. common palmar digital

掌心动脉
A. palmar metacarpal

小指尺掌侧动脉
A. ulnar palmar of little finger

拇主要动脉
A. principal of thumb

掌浅弓
superficial palmar arch

掌深弓
deep palmar arch

掌深支
deep palmar branch

掌浅支
superficial palmar branch

尺动脉
A. ulnar

桡动脉
A. radial

图6-15 掌浅、深弓

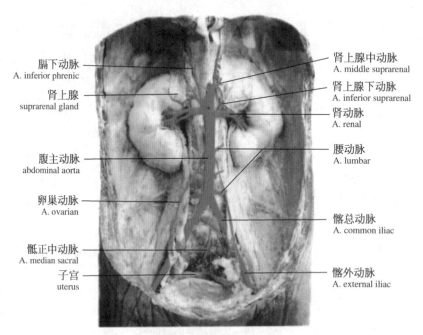

膈下动脉
A. inferior phrenic

肾上腺中动脉
A. middle suprarenal

肾上腺
suprarenal gland

肾上腺下动脉
A. inferior suprarenal

肾动脉
A. renal

腹主动脉
abdominal aorta

腰动脉
A. lumbar

卵巢动脉
A. ovarian

髂总动脉
A. common iliac

骶正中动脉
A. median sacral

子宫
uterus

髂外动脉
A. external iliac

图6-16 腹主动脉及其分支

12. 腹主动脉不成对分支（图6-17），腹腔干及其分支（图6-18）和肠系膜上、下动脉（图6-19）

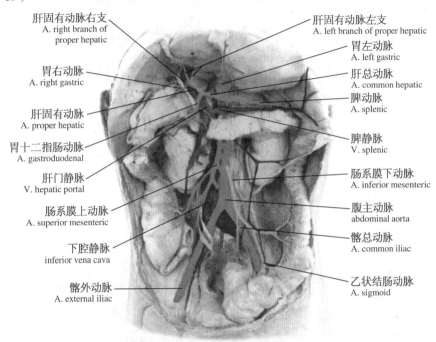

肝固有动脉右支
A. right branch of
proper hepatic

胃右动脉
A. right gastric

肝固有动脉
A. proper hepatic

胃十二指肠动脉
A. gastroduodenal

肝门静脉
V. hepatic portal

肠系膜上动脉
A. superior mesenteric

下腔静脉
inferior vena cava

髂外动脉
A. external iliac

肝固有动脉左支
A. left branch of proper hepatic

胃左动脉
A. left gastric

肝总动脉
A. common hepatic

脾动脉
A. splenic

脾静脉
V. splenic

肠系膜下动脉
A. inferior mesenteric

腹主动脉
abdominal aorta

髂总动脉
A. common iliac

乙状结肠动脉
A. sigmoid

图6-17 腹主动脉不成对分支

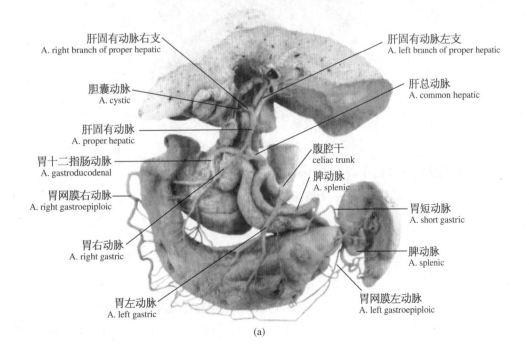

肝固有动脉右支
A. right branch of proper hepatic

胆囊动脉
A. cystic

肝固有动脉
A. proper hepatic

胃十二指肠动脉
A. gastroducodenal

胃网膜右动脉
A. right gastroepiploic

胃右动脉
A. right gastric

胃左动脉
A. left gastric

肝固有动脉左支
A. left branch of proper hepatic

肝总动脉
A. common hepatic

腹腔干
celiac trunk

脾动脉
A. splenic

胃短动脉
A. short gastric

脾动脉
A. splenic

胃网膜左动脉
A. left gastroepiploic

(a)

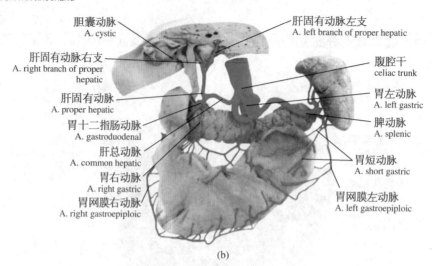

胆囊动脉
A. cystic

肝固有动脉左支
A. left branch of proper hepatic

肝固有动脉右支
A. right branch of proper hepatic

肝固有动脉
A. proper hepatic

胃十二指肠动脉
A. gastroduodenal

肝总动脉
A. common hepatic

胃右动脉
A. right gastric

胃网膜右动脉
A. right gastroepiploic

腹腔干
celiac trunk

胃左动脉
A. left gastric

脾动脉
A. splenic

胃短动脉
A. short gastric

胃网膜左动脉
A. left gastroepiploic

(b)

图6-18 腹腔干及其分支

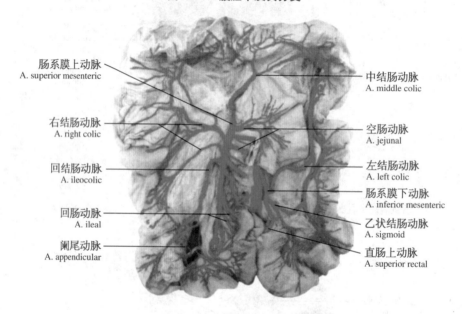

肠系膜上动脉
A. superior mesenteric

右结肠动脉
A. right colic

回结肠动脉
A. ileocolic

回肠动脉
A. ileal

阑尾动脉
A. appendicular

中结肠动脉
A. middle colic

空肠动脉
A. jejunal

左结肠动脉
A. left colic

肠系膜下动脉
A. inferior mesenteric

乙状结肠动脉
A. sigmoid

直肠上动脉
A. superior rectal

图6-19 肠系膜上、下动脉

问题：试述腹腔动脉的主要分支和分布。

答：

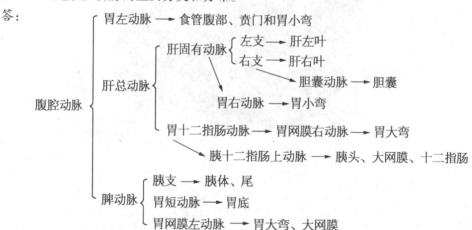

13. 股血管（图6-20），小腿的动脉（图6-21）

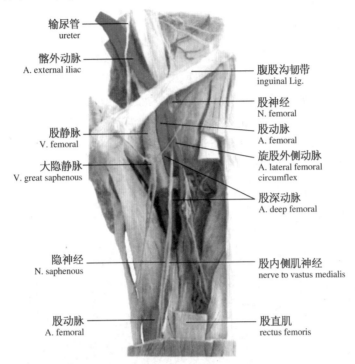

输尿管
ureter

髂外动脉
A. external iliac

腹股沟韧带
inguinal Lig.

股神经
N. femoral

股静脉
V. femoral

股动脉
A. femoral

旋股外侧动脉
A. lateral femoral circumflex

大隐静脉
V. great saphenous

股深动脉
A. deep femoral

隐神经
N. saphenous

股内侧肌神经
nerve to vastus medialis

股动脉
A. femoral

股直肌
rectus femoris

图6-20 股血管

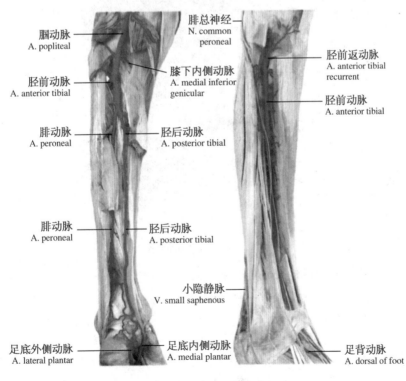

腘动脉
A. popliteal

腓总神经
N. common peroneal

胫前返动脉
A. anterior tibial recurrent

胫前动脉
A. anterior tibial

膝下内侧动脉
A. medial inferior genicular

胫前动脉
A. anterior tibial

腓动脉
A. peroneal

胫后动脉
A. posterior tibial

腓动脉
A. peroneal

胫后动脉
A. posterior tibial

小隐静脉
V. small saphenous

足底外侧动脉
A. lateral plantar

足底内侧动脉
A. medial plantar

足背动脉
A. dorsal of foot

图6-21 小腿的动脉

问题1：下肢的动脉主干有哪些？

答：下肢的动脉主干有股动脉、腘动脉、胫前动脉、胫后动脉。

问题2：人体常用动脉压迫止血部位有哪些？

答：（1）颈总动脉：环状软骨两侧，向内后方第6颈椎横突上压迫。

（2）面动脉：下颌骨下缘与咬肌前缘交界处，压在下颌骨上。

（3）颞浅动脉：外耳门前方、压在颞骨上。

（4）肱动脉：在肘窝稍上方，肱二头肌腱稍内侧，压在肱骨上。

（5）指掌侧固有动脉：压迫手指根部两侧。

（6）股动脉：腹股沟韧带中点的稍下方，向深部压在耻骨上。

14. 头颈部的静脉（图6-22）

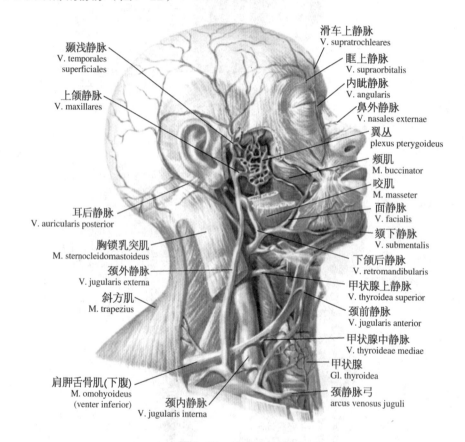

图6-22　头颈部的静脉

问题：简述颅内、外静脉的交通与临床意义。

答：

面静脉 → 内眦静脉 → 眼静脉 → 海绵窦
面静脉 → 面深静脉 → 翼静脉丛 → 眼下静脉 → 海绵窦

面静脉在口角以上缺乏静脉瓣，当面部发生感染时，若处理不当，病菌可经过上述途径入海绵窦，引起颅内感染。故临床上将鼻根至两侧口角的三角区称为"危险三角区"。

15. 上、下腔静脉的组成（图6-23），上肢浅静脉（图6-24）

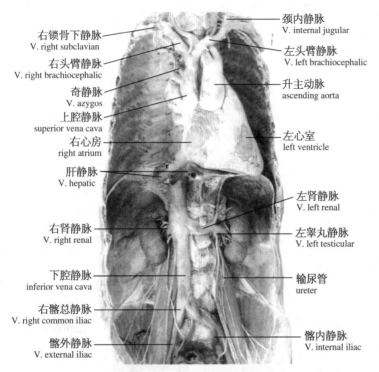

右锁骨下静脉
V. right subclavian

右头臂静脉
V. right brachiocephalic

奇静脉
V. azygos

上腔静脉
superior vena cava

右心房
right atrium

肝静脉
V. hepatic

右肾静脉
V. right renal

下腔静脉
inferior vena cava

右髂总静脉
V. right common iliac

髂外静脉
V. external iliac

颈内静脉
V. internal jugular

左头臂静脉
V. left brachiocephalic

升主动脉
ascending aorta

左心室
left ventricle

左肾静脉
V. left renal

左睾丸静脉
V. left testicular

输尿管
ureter

髂内静脉
V. internal iliac

图6-23　上、下腔静脉的组成

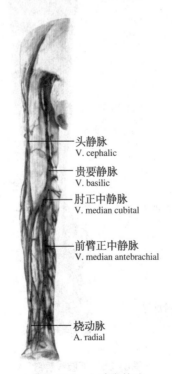

头静脉
V. cephalic

贵要静脉
V. basilic

肘正中静脉
V. median cubital

前臂正中静脉
V. median antebrachial

桡动脉
A. radial

图6-24　上肢浅静脉

问题：上肢的浅静脉有哪几条？在临床上的应用价值如何？

答：上肢的浅静脉主要有头静脉、贵要静脉和肘正中静脉3条。它们是临床注射、输液和抽血的常选部位。

16. 下肢浅静脉（图6-25），门静脉及其属支（图6-26）。

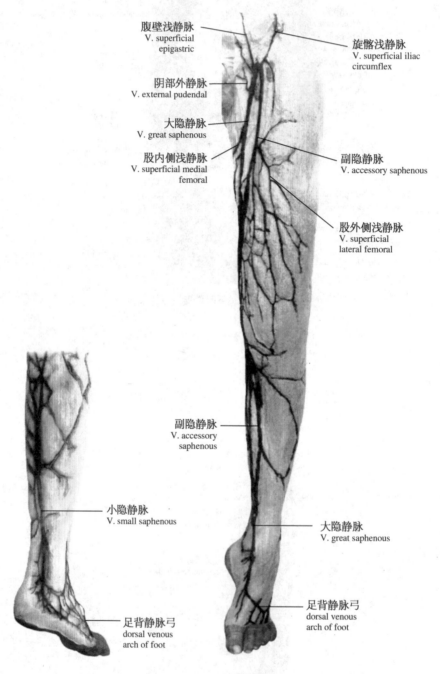

腹壁浅静脉
V. superficial epigastric

旋髂浅静脉
V. superficial iliac circumflex

阴部外静脉
V. external pudendal

大隐静脉
V. great saphenous

股内侧浅静脉
V. superficial medial femoral

副隐静脉
V. accessory saphenous

股外侧浅静脉
V. superficial lateral femoral

副隐静脉
V. accessory saphenous

小隐静脉
V. small saphenous

大隐静脉
V. great saphenous

足背静脉弓
dorsal venous arch of foot

足背静脉弓
dorsal venous arch of foot

图6-25　下肢浅静脉

问题1：简述大隐静脉的起始、走行与注入部位。其临床意义如何？

答：大隐静脉是全身最长的浅静脉，起自足背静脉弓的内侧缘，经内踝前方到大腿前内侧，穿隐静脉裂孔注入股静脉。大隐静脉经内踝前方位置表浅、恒定，临床上常在此作静脉切开或穿刺。该静脉也是下肢静脉曲张的好发血管。

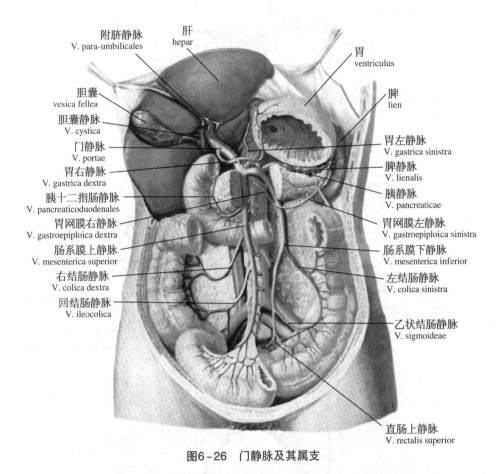

附脐静脉 V. para-umbilicales
肝 hepar
胃 ventriculus
胆囊 vesica fellea
脾 lien
胆囊静脉 V. cystica
胃左静脉 V. gastrica sinistra
门静脉 V. portae
脾静脉 V. lienalis
胃右静脉 V. gastrica dextra
胰静脉 V. pancreaticae
胰十二指肠静脉 V. pancreaticoduodenales
胃网膜左静脉 V. gastroepiploica sinistra
胃网膜右静脉 V. gastroepiploica dextra
肠系膜下静脉 V. mesenterica inferior
肠系膜上静脉 V. mesenterica superior
左结肠静脉 V. colica sinistra
右结肠静脉 V. colica dextra
回结肠静脉 V. ileocolica
乙状结肠静脉 V. sigmoideae
直肠上静脉 V. rectalis superior

图6-26　门静脉及其属支

问题2：简述肝门静脉系的组成、结构特点、收集范围与属支。

答：肝门静脉是一条粗短的静脉干，在胰头后方，多由肠系膜上静脉和脾静脉汇合而成。结构特点为：①肝门静脉系的血管始端和末端均为毛细血管；②无静脉瓣。肝门静脉收集（除肝以外）不成对脏器的血液。属支有肠系膜上静脉、肠系膜下静脉、脾静脉、胃左静脉、胃右静脉、胆囊静脉及附脐静脉。

17. 门腔静脉吻合模式图（图6-27）

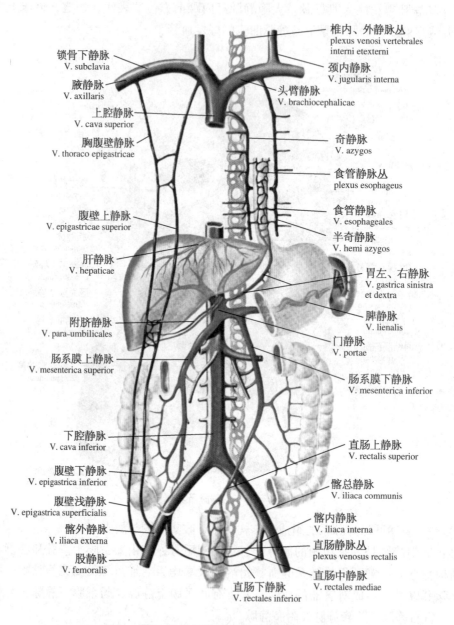

椎内、外静脉丛
plexus venosi vertebrales interni etexterni

锁骨下静脉
V. subclavia

颈内静脉
V. jugularis interna

腋静脉
V. axillaris

头臂静脉
V. brachiocephalicae

上腔静脉
V. cava superior

奇静脉
V. azygos

胸腹壁静脉
V. thoraco epigastricae

食管静脉丛
plexus esophageus

腹壁上静脉
V. epigastricae superior

食管静脉
V. esophageales

半奇静脉
V. hemi azygos

肝静脉
V. hepaticae

胃左、右静脉
V. gastrica sinistra et dextra

脾静脉
V. lienalis

附脐静脉
V. para-umbilicales

门静脉
V. portae

肠系膜上静脉
V. mesenterica superior

肠系膜下静脉
V. mesenterica inferior

下腔静脉
V. cava inferior

直肠上静脉
V. rectalis superior

腹壁下静脉
V. epigastrica inferior

髂总静脉
V. iliaca communis

腹壁浅静脉
V. epigastrica superficialis

髂内静脉
V. iliaca interna

髂外静脉
V. iliaca externa

直肠静脉丛
plexus venosus rectalis

股静脉
V. femoralis

直肠中静脉
V. rectales mediae

直肠下静脉
V. rectales inferior

图6-27　门腔静脉吻合模式图

18. 乳糜池（图6-28），胸导管（图6-29）

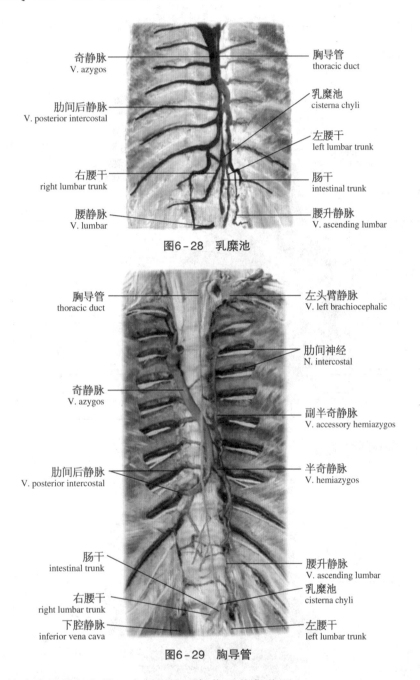

图6-28　乳糜池

图6-29　胸导管

问题：简述胸导管的起始、走行、注入部位及收集范围。

答：胸导管是全身最粗大的淋巴导管，起自乳糜池，穿膈的主动脉裂孔入胸腔，沿脊柱前上行出胸廓上口达颈根部，最后注入左静脉角。胸导管收集左侧头颈部、左上肢、左半胸部、双下肢、盆部、腹部（即人体全身3/4部位）的淋巴回流。

三、实验报告

填图1　心腔

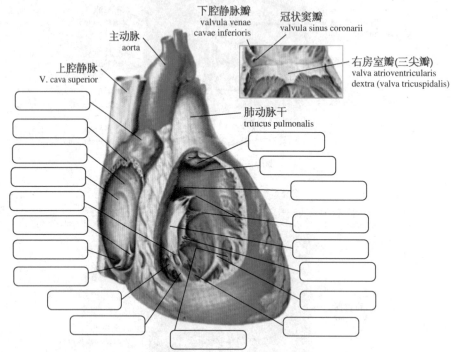

填图2　头颈部动脉

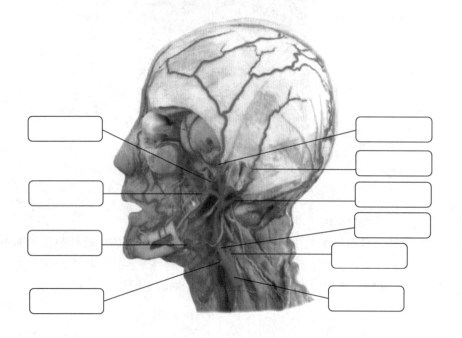

填图3　上肢动脉

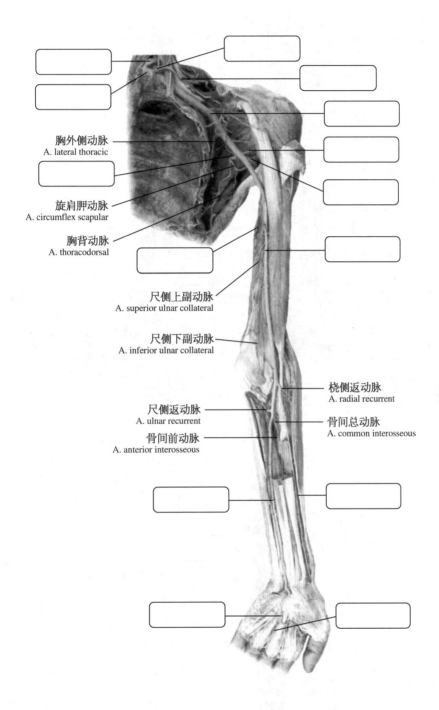

胸外侧动脉
A. lateral thoracic

旋肩胛动脉
A. circumflex scapular

胸背动脉
A. thoracodorsal

尺侧上副动脉
A. superior ulnar collateral

尺侧下副动脉
A. inferior ulnar collateral

桡侧返动脉
A. radial recurrent

尺侧返动脉
A. ulnar recurrent

骨间总动脉
A. common interosseous

骨间前动脉
A. anterior interosseous

填图4　下肢动脉

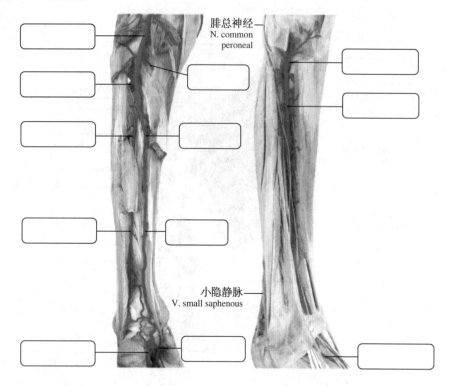

腓总神经——
N. common peroneal

小隐静脉——
V. small saphenous

填图5　上肢浅静脉

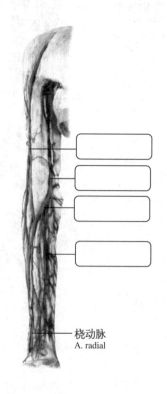

——桡动脉
A. radial

填图6 门静脉及其属支

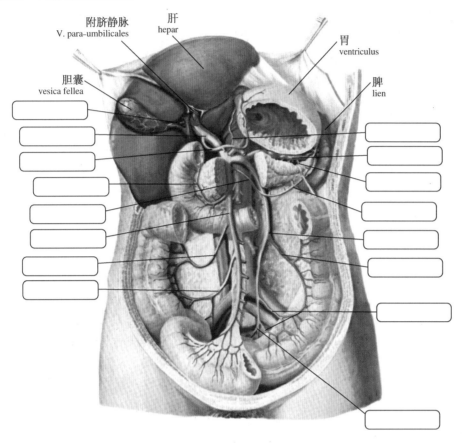

四、实验小结

1. 脉管系统是分布于人体各部的一套连续封闭的管道系统，包括心血管系统和淋巴系统。心血管系统由心、动脉、静脉及连于动、静脉之间的毛细血管组成，是人体内一套封闭的连续管道系统。根据血液在心血管系统内循环途径的不同，可将血液循环分为相互连续的体循环和肺循环两部分。

2. 心脏位于中纵隔内，形似圆锥体，可分为一尖一底、二面、三缘和四沟。内部有4个腔，即左、右心房和左、右心室，它们连有7个入口，即右心房的上、下腔静脉口和冠状窦口，左心房的4个肺静脉口；2个出口，即右心室的肺动脉口，左心室的主动脉口。每个心腔的出口处都附着瓣膜，左房室口为二尖瓣、右房室口为三尖瓣，肺动脉口为肺动脉瓣、主动脉口为主动脉瓣，瓣膜在血液顺流时开放，逆流时关闭，严格地控制着血流的方向。心传导系统由特殊分化的心肌细胞构成，能产生并传导兴奋，维持心脏正常而有节律的跳动。心脏的动脉供应主要是左、右冠状动脉，它们均来自于升主动脉。心尖的体表投影在左侧第5肋间隙，距前正中线7~9 cm（或在锁骨中线内侧1~2 cm）。

3. 主动脉由左心室发出，依其行程分为升主动脉、主动脉弓和降主动脉3段。主动脉弓凸侧从右向左依次发出头臂干（又称无名动脉）、左颈总动脉和左锁骨下动脉3大分支，头臂干为一粗而短的动脉干，在右胸锁关节后方分为右颈总动脉和右锁骨下动脉。

颈总动脉是分布于头颈部的主要动脉，至甲状软骨上缘处分为颈外动脉和颈内动脉。颈内动脉分布于视器和脑；颈外动脉主要分支有甲状腺上动脉、舌动脉、面动脉、颞浅动脉、上颌动脉、枕动脉等。分布到上肢的动脉有腋动脉、肱动脉、尺动脉和桡动脉。

4. 腹主动脉是腹部的动脉主干，分为壁支和脏支，其中脏支主要分布于腹腔内的脏器，有成对和不成对两种，成对的脏支包括肾上腺中动脉、肾动脉和睾丸动脉（或卵巢动脉）；不成对的脏支有腹腔干、肠系膜上动脉和肠系膜下动脉。分布到下肢的动脉有股动脉、腘动脉、胫前动脉、胫后动脉和足背动脉。

5. 在体表可以摸到搏动的动脉有颈总动脉、颞浅动脉、面动脉、肱动脉、桡动脉、股动脉和足背动脉。可进行压迫止血的动脉有面动脉、颞浅动脉、锁骨下动脉、肱动脉、尺动脉、桡动脉、指掌侧固有动脉、股动脉、胫后动脉和足背动脉。测量血压的动脉为肱动脉。

6. 体循环的静脉包括上腔静脉系、下腔静脉系（含肝静脉系）和心静脉系。重点放在上肢的浅静脉包括头静脉、贵要静脉和肘正中静脉；下肢的浅静脉包括大隐静脉、小隐静脉。肝门静脉是一条粗短的静脉干，在胰头后方，由肠系膜上静脉和脾静脉汇合而成。有肠系膜下静脉、胃左静脉、胃右静脉、胆囊静脉、附脐静脉等属支，收集腹腔内不成对脏器（肝除外）的静脉血。肝门静脉系经食管静脉丛、直肠静脉丛、脐周静脉网与上下腔静脉系吻合。

7. 淋巴系统是脉管系统的重要组成部分之一，由淋巴管道、淋巴器官和淋巴组织构成。淋巴管道可分为毛细淋巴管、淋巴管、淋巴干和淋巴导管4部分。全身共有9条淋巴干，分别为：收纳头颈部淋巴回流的左右颈干；收纳双上肢、部分胸腹壁及肩胛区淋巴回流的左、右锁骨下干；收纳胸部淋巴回流的左、右支气管纵隔干；收纳双下肢、盆部、部分腹壁及腹壁内成对脏器淋巴回流的左右腰干；收纳腹腔内不成对脏器淋巴回流的单一肠干。全身由9条淋巴干汇合成胸导管和右淋巴导管。

实 验 七
感觉器和神经系统

一、实验目的

1. 辨认眼球壁的层次，眼球内容物和眼附器的组成及各部结构特点。
2. 描述外、中、内耳各部的组成和形态特点。
3. 识别位觉、听觉感受器的所在部位。
4. 描述脊髓的位置、外形和内部主要结构，脑和脊髓的3层被膜，硬脊膜外腔和蛛网膜下隙的位置。
5. 辨认脑的分部、各部脑的位置、外形及内部主要结构，脑的动脉和大脑动脉环组成、位置。
6. 识别脊神经的组成，各神经丛的组成及主要分支、分布。
7. 描述脑神经的主要分布。
8. 识别交感干的组成、位置及交感、副交感神经节后纤维分布规律。
9. 描述躯干、四肢的浅感觉、深感觉传导通路及皮质脊髓束、皮质核束的传导通路。

二、相关理论与实验

（一）名词解释

1. **巩膜静脉窦（sinus venosus sclerae）** 巩膜与角膜交接处的深部有一环形小管，是房水回流的通道。

2. **瞳孔（pupil）** 位于血管膜最前部，左、右虹膜之间，呈圆盘状，中央有一圆孔，称瞳孔。

3. 视神经盘（discus nervi optici） 在视网膜后部，有一圆盘形隆起，称视神经盘（又称视神经乳头），此处无感光作用，称生理盲点。

4. 黄斑（macula lutea） 在视神经盘的颞侧约3.5 mm处，呈黄色的小区称黄斑，其中央的凹陷称中央凹，为视力最敏锐的地方。

5. 光锥（cone of light） 鼓膜上1/4为松弛部，下3/4为紧张部，鼓膜脐前下方有一个三角形的反光区称为光锥。中耳的某些疾患可引起光锥的改变或消失。

6. 螺旋器（spiral organ） 蜗管位于耳蜗内，其下壁称螺旋膜，膜上有螺旋器，又称corti器，是听觉感受器，能感受声波的刺激。

7. 神经核（nucleus） 形态和功能相似的神经元胞体聚集成团，在中枢神经系统内称神经核。

8. 脊髓圆锥（conus medullaris） 脊髓腰骶膨大以下逐渐变细，形成圆锥状下端，称脊髓圆锥。

9. 脊髓节段（segments of spinal cord） 由于脊髓和脊神经根相连，把每一对脊神经根附着的一段脊髓称一个脊髓节段。

10. 白质前连合（anterior white commissure） 中央管前方，左、右前索间的白质，为横越左、右的纤维，称白质前连合。

11. 脊髓前角（spinal cord anterior horn） 又称前柱，内含运动神经元，其发出的轴突自脊髓的前外侧沟穿出，组成脊神经的前根。参与构成脊神经中的运动纤维成分，支配骨骼肌的运动。

12. 薄束（fasciculus gracilis） 位于后索内，行于外侧，纤维起自脊神经节，由下半身来的纤维组成，其功能为传导下半身的本体觉和精细触觉冲动。

13. 脚间窝（fossa interpeduncularis） 中脑腹侧的一对柱状结构，两脚间的凹陷称脚间窝，内有动眼神经出脑。

14. 小脑扁桃体（tonsilla cerebelli） 小脑半球下面靠近延髓的部分较突出为小脑扁桃体。临床上当颅内压升高时，小脑扁桃体挤入枕骨大孔，压迫延髓，形成小脑扁桃体疝（又称枕骨大孔疝）。

15. 背侧丘脑（dorsal thalamus） 为两个卵圆形灰质团，中间被第三脑室隔开，前端称丘脑前结节，后端称丘脑枕。

16. 第三脑室（third ventricle） 为两侧背侧丘脑和下丘脑之间的矢状裂缝。

17. 外侧膝状体（lateral geniculate body） 为视觉传导路中的最后一个中继站，与视觉冲动传导有关。

18. 内侧膝状体（medial geniculate body） 为听觉传导路中的最后一个中继站，与听觉传导冲动有关。

19. 纹状体（corpus striatum） 尾状核与豆状核合称为纹状体，它是锥体外系的重要组成部分，其主要功能是维持肌肉的紧张度，协调骨骼肌的运动。

20. 内囊（internal capsule） 上、下行的投射纤维大部分经过尾状核、背侧丘脑与豆状核之间，形成一宽厚的白质板称内囊。

21. 硬膜外腔（隙）（epidural space） 硬脊膜与椎管的骨膜之间的窄腔，内含有淋巴管、椎内静脉丛、疏松结缔组织和脂肪。硬膜外腔呈负压，内有脊神经根通过，临床上进行硬膜外麻醉术就是将药物注入此隙，起到阻滞脊神经的传导作用。

22. 蛛网膜下隙（subarachnoid space） 蛛网膜与软膜之间有很多小纤维束，其间的空隙叫蛛网膜下隙，腔内流动着脑脊液。

23. 蛛网膜粒（arachnoid granulation） 脑蛛网膜在上矢状窦两旁形成许多小的突起，突入上矢状窦内，称蛛网膜粒。

24. 大脑动脉环（cerebral arterial circle） 由大脑前、后动脉，前、后交通动脉和颈内动脉在脑底环绕视交叉、灰结节及乳头体吻合而成。

25. 脊神经（spinal nerves） 共31对，每对脊神经连于一个脊髓节段，借脊神经前根连于前外侧沟，借脊神经后根连于后外侧沟。前根属于运动性的，后根属于感觉性的。前根与后根在椎间孔处合并成混合性的脊神经。

26. 臂丛（brachial plexus） 由第5~8颈神经前支与第1胸神经前支大部分纤维组成，穿斜角肌间隙，经锁骨中点后上方延伸至腋窝。

27. 腰骶干（lumbosacral trunk） 第4腰神经前支的部分和第5腰神经的前支合成，向下加入骶丛。

28. 内脏神经（visceral nervers） 主要分布于内脏、心血管和腺体的神经，可分为内脏运动神经和内脏感觉神经两部分。

29. 交感干（sympathetic trunk） 由交感干神经节和神经节之间的节间支组成，位于脊柱的两侧，上至颅底，下达尾骨，交感干全长可分颈、胸、腰、骶、尾5部。

30. 椎前神经节（vertebrae anterior ganglion） 位于脊柱前方，包括腹腔神经节、肠系膜上神经节、肠系膜下神经节等。

（二）相关问题及图解说明

1. 右侧眼球水平断面模式图（图7-1）

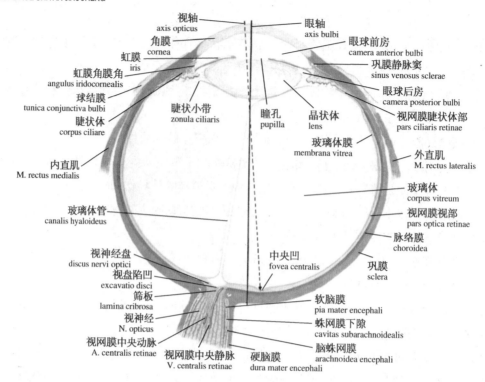

图7-1　右侧眼球水平断面模式图

问题：简述眼球壁的构造。

答：眼球壁的构造如下：

$$
眼球壁
\begin{cases}
外膜（纤维膜） \begin{cases} 角膜 \\ 巩膜 \end{cases} \\
\\
中膜（血管膜） \begin{cases} 虹膜 \\ 睫状体 \\ 脉络膜 \end{cases} \\
\\
内膜（视网膜） \begin{cases} 视网膜盲部 \\ 视网膜视部：视神经盘、黄斑、中央凹 \end{cases}
\end{cases}
$$

2. 眼球前部的断面（图7-2）

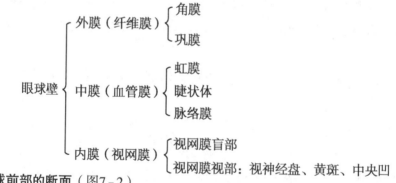

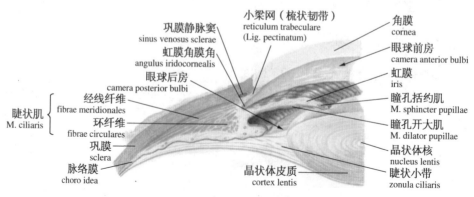

图7-2　眼球前部的断面

问题：简述眼球折光装置的组成。

答：眼球的折光装置由角膜、房水、晶状体和玻璃体组成。

3. 眼底镜所见（右侧观）（图7-3）

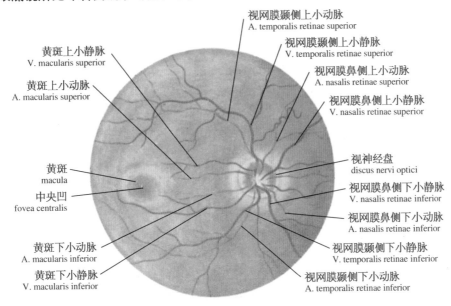

图7-3　眼底镜所见（右侧观）

4. 眼球外肌外侧观（图7-4）

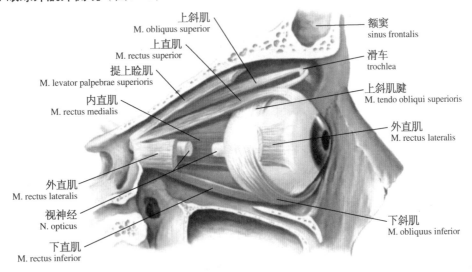

图7-4　眼球外肌外侧观

问题：眼球外肌包括哪些？

答：眼球外肌共7块，包括提上睑肌、上直肌、下直肌、内直肌、外直肌、上斜肌和下斜肌，它们均属于随意肌。

5. 位听器模式图（右侧观）（图7-5）

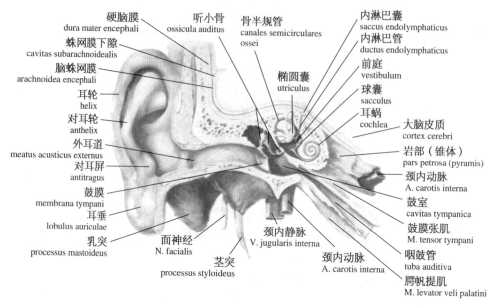

图7-5　位听器模式图（右侧观）

问题：简述耳的构造。

答：耳的构造如下：

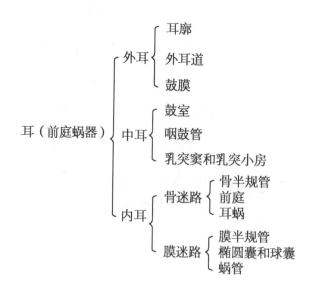

6. 鼓室壁（图7-6）

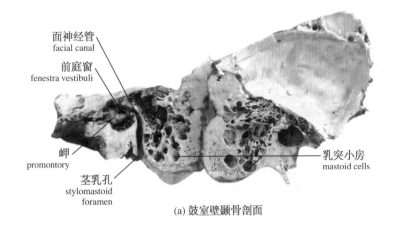

(a) 鼓室壁颞骨剖面

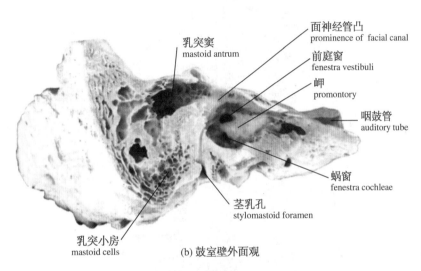

(b) 鼓室壁外面观

图7-6 鼓室壁

问题：简述鼓室的位置、鼓室壁的名称与毗邻。

答：鼓室位于鼓膜与内耳之间，为颞骨岩部的含气小腔。

鼓室6个壁
- 上壁：鼓室盖，与颅中窝相邻。
- 下壁：颈静脉壁，与颈内静脉相邻。
- 前壁：颈动脉壁，上部有咽鼓管的鼓室开口。
- 后壁：乳突壁，与乳突小房相邻。
- 外侧壁：鼓膜壁，与外耳道相邻。
- 内侧壁：迷路壁，此壁中部为岬，在岬的后上方有前庭窗，后上方有蜗窗。前庭窗后上方有面神经。

7. 神经系统（原位）（图7-7）

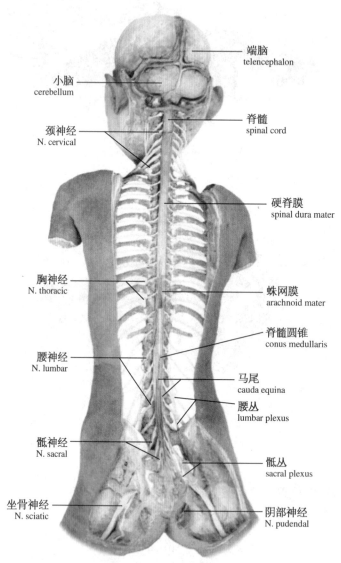

图7-7　神经系统（原位）

8. 脊髓和脊神经根（图7-8）

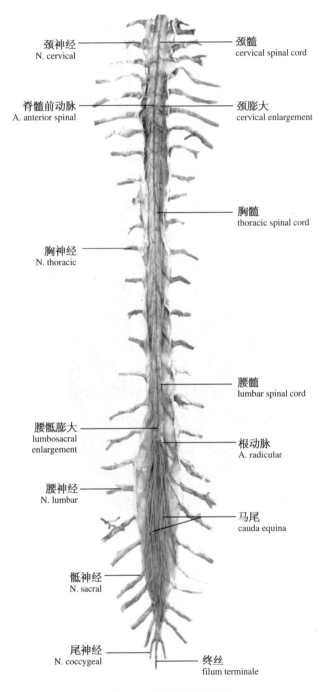

颈神经
N. cervical

颈髓
cervical spinal cord

脊髓前动脉
A. anterior spinal

颈膨大
cervical enlargement

胸髓
thoracic spinal cord

胸神经
N. thoracic

腰髓
lumbar spinal cord

腰骶膨大
lumbosacral
enlargement

根动脉
A. radicular

腰神经
N. lumbar

马尾
cauda equina

骶神经
N. sacral

尾神经
N. coccygeal

终丝
filum terminale

图7-8　脊髓和脊神经根

问题：什么是神经节？

答：在周围神经系统内形态和功能相似的神经元胞体集聚成团称为神经节。

9. 马尾（图7-9）

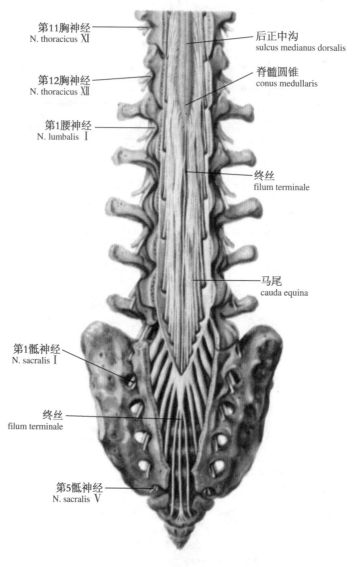

图7-9　马尾

问题：什么叫马尾？有何临床意义？

答：脊神经根在椎管内自上而下由水平而逐渐倾斜。腰骶部的神经根近乎垂直向下走行，这样，在脊髓下端，腰、骶和尾神经的根丝围绕终丝形成的束状结构称马尾。成人马尾占据椎管下1/3，因此处已无脊髓而只有神经根丝，故临床行腰椎穿刺时常在第3、4或第4、5腰椎间进行，不致损伤脊髓。

10. 脑干侧面观（图7-10）

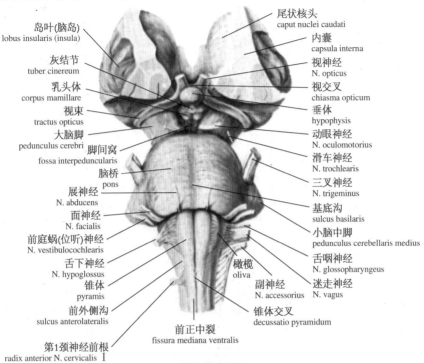

岛叶(脑岛)
lobus insularis (insula)

灰结节
tuber cinereum

乳头体
corpus mamillare

视束
tractus opticus

大脑脚
pedunculus cerebri

脚间窝
fossa interpeduncularis

脑桥
pons

展神经
N. abducens

面神经
N. facialis

前庭蜗(位听)神经
N. vestibulocochlearis

舌下神经
N. hypoglossus

锥体
pyramis

前外侧沟
sulcus anterolateralis

第1颈神经前根
radix anterior N. cervicalis I

尾状核头
caput nuclei caudati

内囊
capsula interna

视神经
N. opticus

视交叉
chiasma opticum

垂体
hypophysis

动眼神经
N. oculomotorius

滑车神经
N. trochlearis

三叉神经
N. trigeminus

基底沟
sulcus basilaris

小脑中脚
pedunculus cerebellaris medius

舌咽神经
N. glossopharyngeus

迷走神经
N. vagus

橄榄
oliva

副神经
N. accessorius

锥体交叉
decussatio pyramidum

前正中裂
fissura mediana ventralis

(a) 脑干腹侧面观

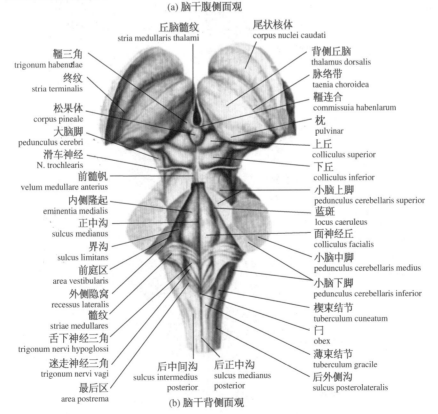

丘脑髓纹
stria medullaris thalami

缰三角
trigonum habenulae

终纹
stria terminalis

松果体
corpus pineale

大脑脚
pedunculus cerebri

滑车神经
N. trochlearis

前髓帆
velum medullare anterius

内侧隆起
eminentia medialis

正中沟
sulcus medianus

界沟
sulcus limitans

前庭区
area vestibularis

外侧隐窝
recessus lateralis

髓纹
striae medullares

舌下神经三角
trigonum nervi hypoglossi

迷走神经三角
trigonum nervi vagi

最后区
area postrema

尾状核体
corpus nuclei caudati

背侧丘脑
thalamus dorsalis

脉络带
taenia choroidea

缰连合
commissuia habenlarum

枕
pulvinar

上丘
colliculus superior

下丘
colliculus inferior

小脑上脚
pedunculus cerebellaris superior

蓝斑
locus caeruleus

面神经丘
colliculus facialis

小脑中脚
pedunculus cerebellaris medius

小脑下脚
pedunculus cerebellaris inferior

楔束结节
tuberculum cuneatum

闩
obex

薄束结节
tuberculum gracile

后外侧沟
sulcus posterolateralis

后中间沟
sulcus intermedius posterior

后正中沟
sulcus medianus posterior

(b) 脑干背侧面观

图7-10 脑干侧面观

11. 脑神经核模式图（背面观）（图7-11），菱形窝（图7-12）

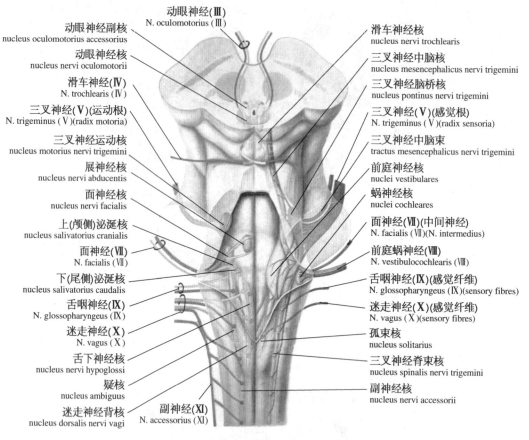

动眼神经(Ⅲ)
N. oculomotorius (Ⅲ)

动眼神经副核
nucleus oculomotorius accessorius

动眼神经核
nucleus nervi oculomotorii

滑车神经(Ⅳ)
N. trochlearis (Ⅳ)

三叉神经(Ⅴ)(运动根)
N. trigeminus (Ⅴ)(radix motoria)

三叉神经运动核
nucleus motorius nervi trigemini

展神经核
nucleus nervi abducentis

面神经核
nucleus nervi facialis

上(颅侧)泌涎核
nucleus salivatorius cranialis

面神经(Ⅶ)
N. facialis (Ⅶ)

下(尾侧)泌涎核
nucleus salivatorius caudalis

舌咽神经(Ⅸ)
N. glossopharyngeus (Ⅸ)

迷走神经(Ⅹ)
N. vagus (Ⅹ)

舌下神经核
nucleus nervi hypoglossi

疑核
nucleus ambiguus

迷走神经背核
nucleus dorsalis nervi vagi

副神经(Ⅺ)
N. accessorius (Ⅺ)

滑车神经核
nucleus nervi trochlearis

三叉神经中脑核
nucleus mesencephalicus nervi trigemini

三叉神经脑桥核
nucleus pontinus nervi trigemini

三叉神经(Ⅴ)(感觉根)
N. trigeminus (Ⅴ)(radix sensoria)

三叉神经中脑束
tractus mesencephalicus nervi trigemini

前庭神经核
nuclei vestibulares

蜗神经核
nuclei cochleares

面神经(Ⅶ)(中间神经)
N. facialis (Ⅶ)(N. intermedius)

前庭蜗神经(Ⅷ)
N. vestibulocochlearis (Ⅷ)

舌咽神经(Ⅸ)(感觉纤维)
N. glossopharyngeus (Ⅸ)(sensory fibres)

迷走神经(Ⅹ)(感觉纤维)
N. vagus (Ⅹ)(sensory fibres)

孤束核
nucleus solitarius

三叉神经脊束核
nucleus spinalis nervi trigemini

副神经核
nucleus nervi accessorii

图7-11 脑神经核模式图（背面观）

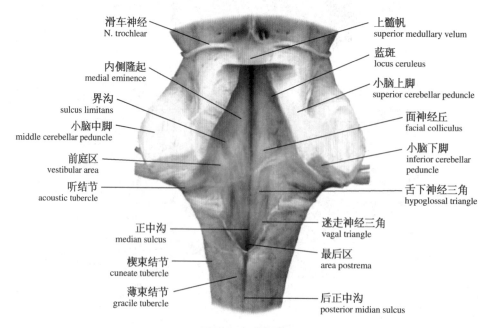

滑车神经
N. trochlear

内侧隆起
medial eminence

界沟
sulcus limitans

小脑中脚
middle cerebellar peduncle

前庭区
vestibular area

听结节
acoustic tubercle

正中沟
median sulcus

楔束结节
cuneate tubercle

薄束结节
gracile tubercle

上髓帆
superior medullary velum

蓝斑
locus ceruleus

小脑上脚
superior cerebellar peduncle

面神经丘
facial colliculus

小脑下脚
inferior cerebellar peduncle

舌下神经三角
hypoglossal triangle

迷走神经三角
vagal triangle

最后区
area postrema

后正中沟
posterior midian sulcus

图7-12 菱形窝

问题：简述脑干的组成。与脑干相连的脑神经有哪些？

答：脑干自下向上由延髓、脑桥和中脑组成。脑干腹侧面与延髓相连的有舌咽神经、迷走神经和副神经；与脑桥相连的为展神经、面神经和前庭蜗神经；与中脑相连的为动眼神经。脑干背侧面有与中脑相连的滑车神经。

12. 小脑上、下面观（图7-13）

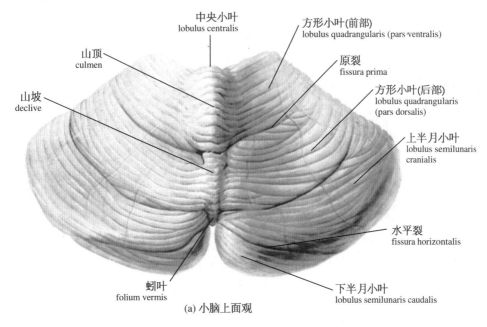

(a) 小脑上面观

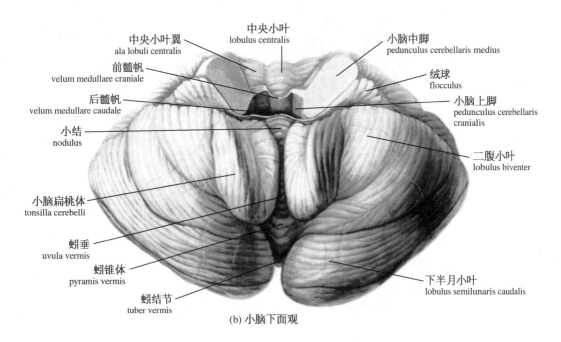

(b) 小脑下面观

图7-13　小脑上、下面观

问题：简述小脑扁桃体的位置与临床意义。

答：小脑半球下面靠近延髓的部分较突出，称小脑扁桃体。临床上当颅内压升高时，小脑扁桃体被挤入枕骨大孔形成小脑扁桃体疝，压迫延髓，危及生命。

13. 丘脑核团模式图（图7-14），下丘脑核团模式图（图7-15）

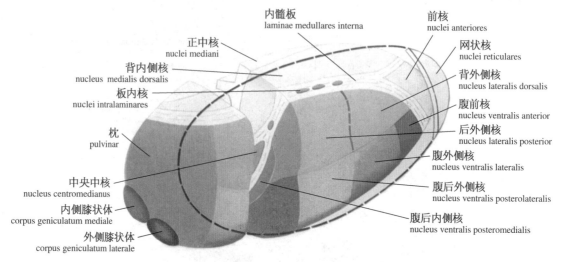

图7-14　丘脑核团模式图

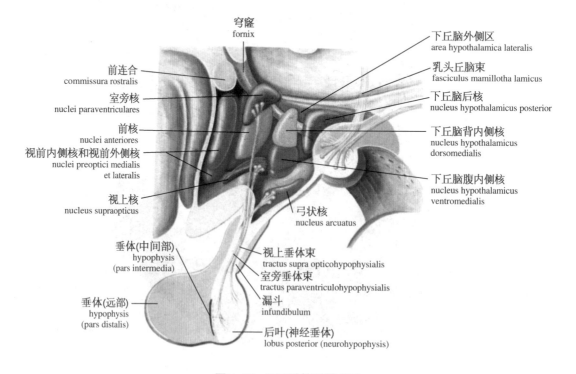

图7-15　下丘脑核团模式图

问题1：简述下丘脑的组成。

答：在脑底面，下丘脑由前向后有视交叉、视束、灰结节、漏斗和乳头体。

问题2：简述背侧丘脑的内部结构和功能。

答：背侧丘脑的内部结构和功能如下：

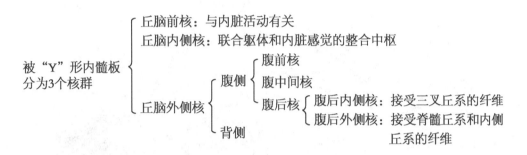

被"Y"形内髓板分为3个核群

- 丘脑前核：与内脏活动有关
- 丘脑内侧核：联合躯体和内脏感觉的整合中枢
- 丘脑外侧核
  - 腹侧
    - 腹前核
    - 腹中间核
    - 腹后核
      - 腹后内侧核：接受三叉丘系的纤维
      - 腹后外侧核：接受脊髓丘系和内侧丘系的纤维
  - 背侧

14. 大脑半球（图7-16）

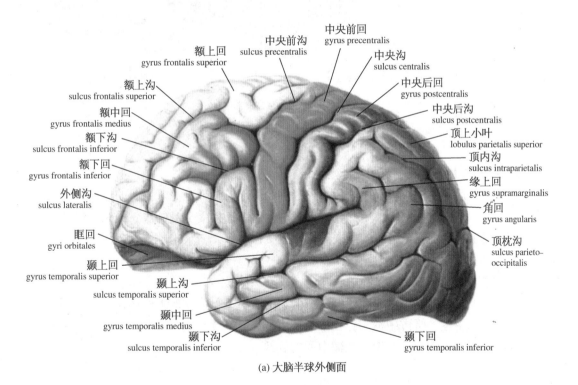

（a）大脑半球外侧面

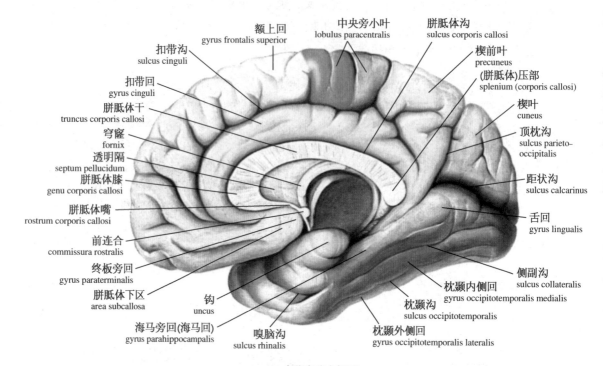

(b) 大脑半球内侧面

图7-16　大脑半球

问题：简述大脑皮质重要的功能定位区。

答：（1）运动中枢：中央前回和中央旁小叶前部，管理全身骨骼肌的运动；

（2）感觉中枢：中央后回和中央旁小叶后部，接受全身的浅、深感觉信息；

（3）视觉中枢：距状沟周围的枕叶皮质；

（4）听觉中枢：位于颞横回；

（5）内脏调节中枢：在边缘叶；

（6）语言中枢：①运动性语言中枢（说话中枢）：在额下回后1/3；②听觉性语言中枢（听讲中枢）：在颞上回后部；③视觉性语言中枢（阅读中枢）：在角回；④书写中枢：在额中回的后部。

15. 端脑的内部结构（横切面）（图7-17）

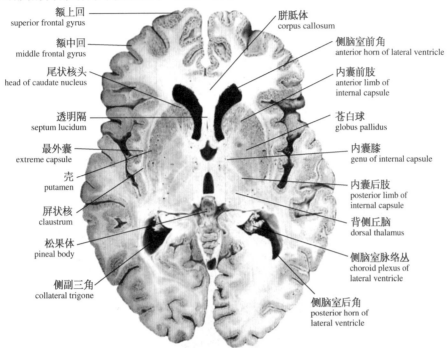

图7-17　端脑的内部结构（横切面）

问题：简述内囊的位置、分部、主要纤维束及临床意义。

答：连接大脑皮质与皮质下结构的上、下行纤维束绝大部分经过尾状核、背侧丘脑与豆状核之间，称为内囊。内囊在大脑水平切面上分内囊前肢——有丘脑前辐射、额桥束；内囊膝——有皮质核束；内囊后肢——靠内侧主要是上行传导束，由前向后依次为丘脑中央辐射听辐射和视辐射，靠外侧主要是下行传导束，即皮质脊髓束、皮质红核束、顶枕颞桥束等。如一侧内囊的小动脉破裂（通称脑溢血）或脑栓塞时，致使内囊膝和后肢受损，导致对侧半身浅、深感觉障碍，对侧半身随意运动障碍和双眼对侧半视野偏盲，即临床上所谓的"三偏综合征"。

16. 基底核（图7-18）

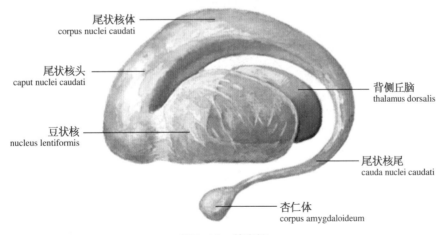

图7-18　基底核

问题：简述基底核的位置与组成。

答：基底核是埋藏在大脑髓质中的灰质块，位于脑底，包括尾状核、豆状核和杏仁体等。

17. 侧脑室横切面（图7-19）

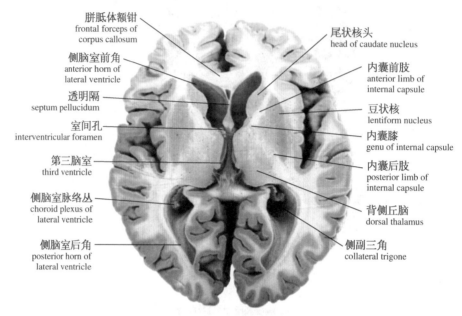

图7-19　侧脑室横切面

18. 脊髓的被膜（图7-20）

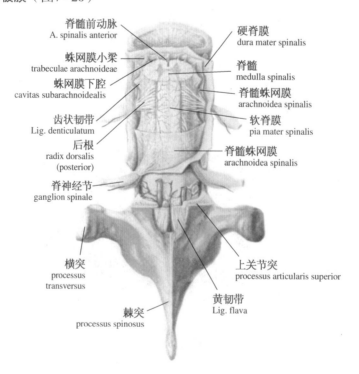

图7-20　脊髓的被膜

问题：简述硬脊膜外腔、蛛网膜下隙的位置与临床意义。

答：硬脊膜与椎管的骨膜之间有一窄腔，称硬膜外腔，其中含有淋巴管、椎内静脉丛、疏松结缔组织和脂肪。硬膜外腔内有脊神经通过，临床上进行硬膜外麻醉术时将药物注入此腔，以起到阻滞脊神经的传导作用。蛛网膜与软膜之间的空隙，称蛛网膜下隙。在脊髓末端与第2骶椎水平之间的一段蛛网膜下隙为终池，临床上选在此处作腰椎穿刺。

19. 脑底的动脉（图7-21）

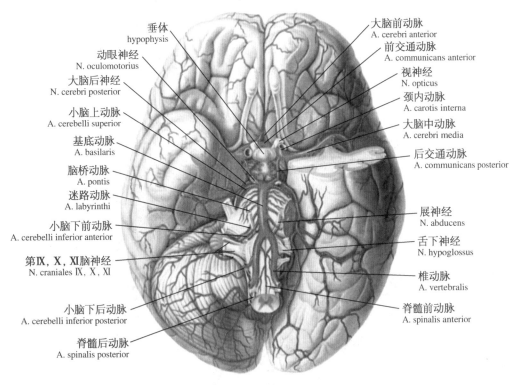

图7-21　脑底的动脉

问题：简述脑的血液供应来源及大脑动脉环的位置与组成。

答：脑的血液供应来源于椎动脉和颈内动脉。大脑动脉环的位置在脑底环绕视交叉、灰结节和乳头体周围，由大脑前、后动脉，前、后交通动脉及颈内动脉组成。

20. 硬脑膜及硬脑膜静脉窦（右侧面观）（图7-22）

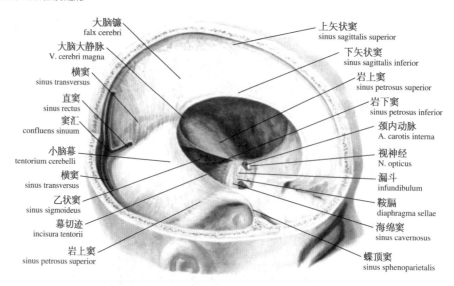

图7-22 硬脑膜及硬脑膜静脉窦（右侧面观）

21. 脑脊液循环模式图（图7-23）

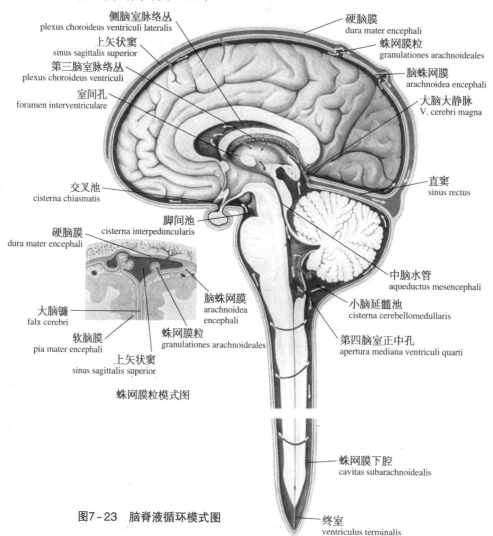

图7-23 脑脊液循环模式图

问题：简述脑脊液的产生与循环途径。

答：循环途径如下：

侧脑室 $\xrightarrow{\text{室间孔}}$ 第三脑室 $\xrightarrow{\text{中脑水管}}$ 第四脑室 $\xrightarrow{\text{正中孔}}$ 蛛网膜下隙 $\xrightarrow{\text{蛛网膜颗粒}}$

上矢状窦 $\longrightarrow$ 颈内静脉 $\longrightarrow$ 血液循环

22. 脊神经（图7-24）

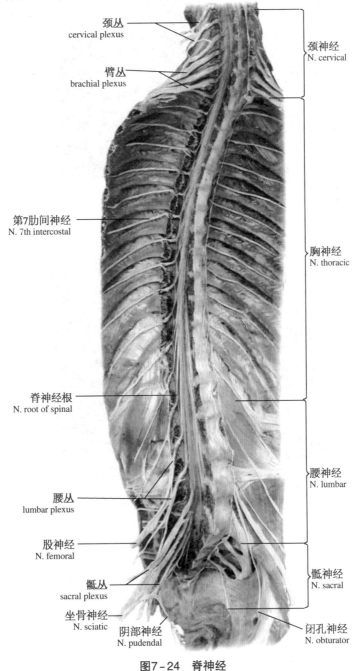

图7-24　脊神经

23. 臂丛及其分支（图7-25）

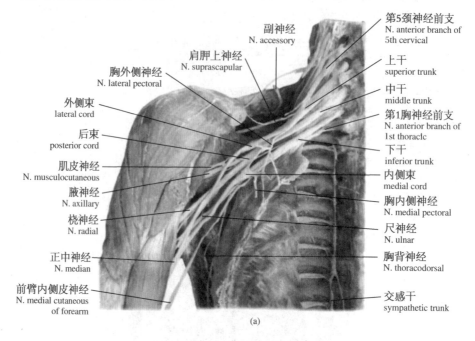

副神经
N. accessory

肩胛上神经
N. suprascapular

胸外侧神经
N. lateral pectoral

外侧束
lateral cord

后束
posterior cord

肌皮神经
N. musculocutaneous

腋神经
N. axillary

桡神经
N. radial

正中神经
N. median

前臂内侧皮神经
N. medial cutaneous of forearm

第5颈神经前支
N. anterior branch of 5th cervical

上干
superior trunk

中干
middle trunk

第1胸神经前支
N. anterior branch of 1st thoracic

下干
inferior trunk

内侧束
medial cord

胸内侧神经
N. medial pectoral

尺神经
N. ulnar

胸背神经
N. thoracodorsal

交感干
sympathetic trunk

(a)

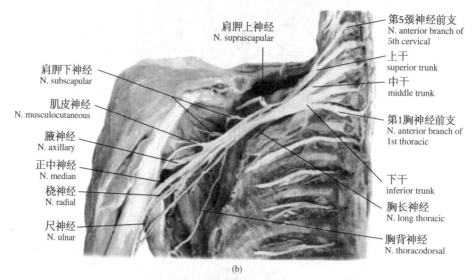

肩胛上神经
N. suprascapular

肩胛下神经
N. subscapular

肌皮神经
N. musculocutaneous

腋神经
N. axillary

正中神经
N. median

桡神经
N. radial

尺神经
N. ulnar

第5颈神经前支
N. anterior branch of 5th cervical

上干
superior trunk

中干
middle trunk

第1胸神经前支
N. anterior branch of 1st thoracic

下干
inferior trunk

胸长神经
N. long thoracic

胸背神经
N. thoracodorsal

(b)

图7-25　臂丛及其分支

问题：简述臂丛的组成、位置及其主要分支。

答：臂丛由第5~8颈神经前支与第1胸神经前支的大部分纤维组成。穿斜角肌间隙经锁骨中点后上方延伸至腋窝，在腋窝内包绕腋动脉形成3个束。主要分支有肌皮神经、正中神经、尺神经、桡神经和腋神经。

24. 手的神经（图7-26）

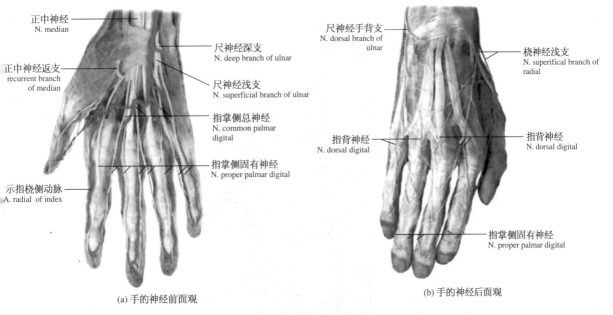

正中神经
N. median

正中神经返支
recurrent branch
of median

示指桡侧动脉
A. radial of index

尺神经深支
N. deep branch of ulnar

尺神经浅支
N. superficial branch of ulnar

指掌侧总神经
N. common palmar
digital

指掌侧固有神经
N. proper palmar digital

尺神经手背支
N. dorsal branch of
ulnar

桡神经浅支
N. superifical branch of
radial

指背神经
N. dorsal digital

指背神经
N. dorsal digital

指掌侧固有神经
N. proper palmar digital

(a) 手的神经前面观

(b) 手的神经后面观

图7-26　手的神经

25. 臀部神经（图7-27）

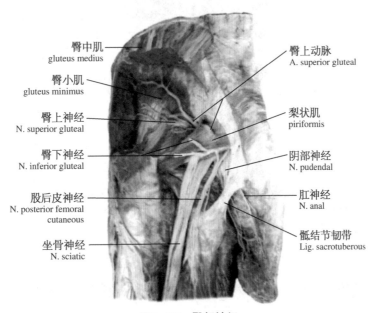

臀中肌
gluteus medius

臀小肌
gluteus minimus

臀上神经
N. superior gluteal

臀下神经
N. inferior gluteal

股后皮神经
N. posterior femoral
cutaneous

坐骨神经
N. sciatic

臀上动脉
A. superior gluteal

梨状肌
piriformis

阴部神经
N. pudendal

肛神经
N. anal

骶结节韧带
Lig. sacrotuberous

图7-27　臀部神经

26. 坐骨神经（图7-28）

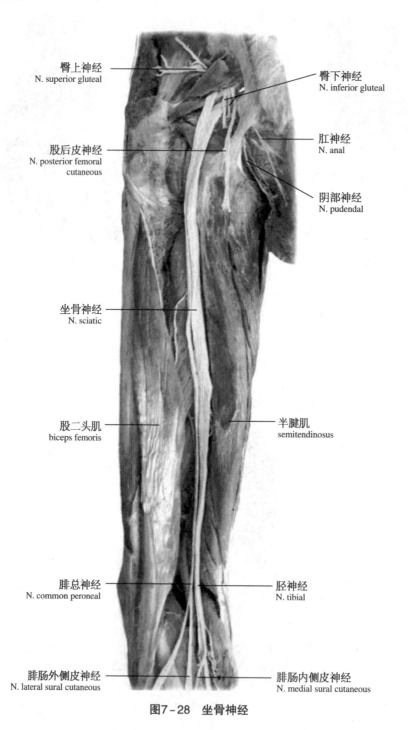

臀上神经
N. superior gluteal

臀下神经
N. inferior gluteal

肛神经
N. anal

股后皮神经
N. posterior femoral
cutaneous

阴部神经
N. pudendal

坐骨神经
N. sciatic

股二头肌
biceps femoris

半腱肌
semitendinosus

腓总神经
N. common peroneal

胫神经
N. tibial

腓肠外侧皮神经
N. lateral sural cutaneous

腓肠内侧皮神经
N. medial sural cutaneous

图7-28　坐骨神经

问题：坐骨神经的走行要点是什么？

答：坐骨神经是人体最长、最粗大的神经。其走行要点有：①经梨状肌下孔出骨盆腔；②在臀大肌的深面；③经坐骨结节和股骨大转子之间下行；④至大腿后面，在股二头肌深面下降至腘窝上方分为胫神经和腓总神经。

27. 胫神经及其分支、腓总神经及其分支（图7-29）

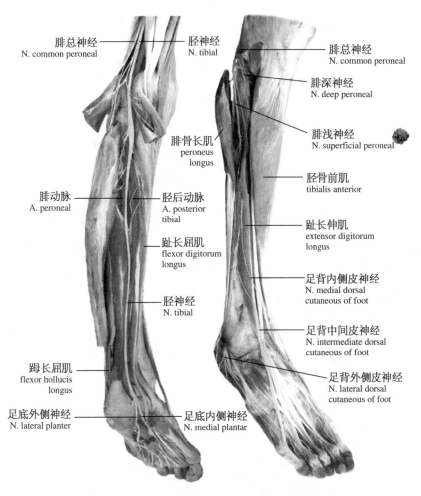

图7-29　胫神经及其分支、腓总神经及其分支

28. 脑神经示意图（图7-30）

问题：根据所含纤维性质的不同，脑神经的分类是怎样的？

答：根据所含纤维性质的不同，脑神经分为4类：①感觉性神经：第Ⅰ、Ⅱ、Ⅷ对脑神经；②运动性神经：第Ⅲ、Ⅳ、Ⅵ、Ⅺ、Ⅻ对脑神经；③混合性神经：第Ⅴ、Ⅶ、Ⅸ、Ⅹ对脑神经；④内含副交感纤维的神经：第Ⅲ、Ⅶ、Ⅸ、Ⅹ对脑神经。

29. 三叉神经及其分支（图7-31）

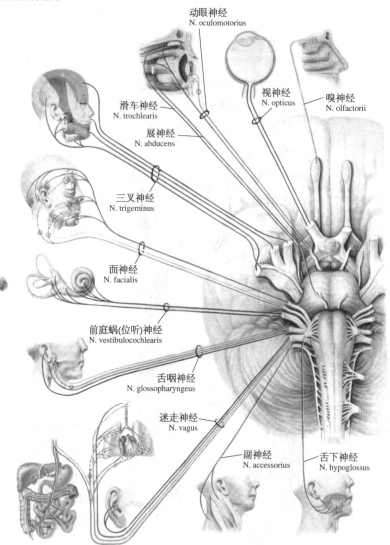

动眼神经
N. oculomotorius

视神经
N. opticus

嗅神经
N. olfactorii

滑车神经
N. trochlearis

展神经
N. abducens

三叉神经
N. trigeminus

面神经
N. facialis

前庭蜗(位听)神经
N. vestibulocochlearis

舌咽神经
N. glossopharyngeus

迷走神经
N. vagus

副神经
N. accessorius

舌下神经
N. hypoglossus

图7-30　脑神经示意图

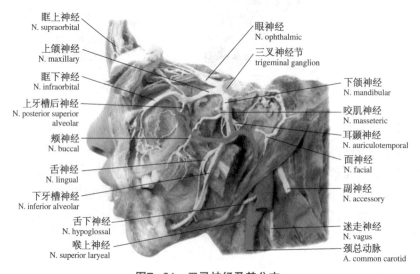

眶上神经
N. supraorbital

眼神经
N. ophthalmic

上颌神经
N. maxillary

三叉神经节
trigeminal ganglion

眶下神经
N. infraorbital

下颌神经
N. mandibular

上牙槽后神经
N. posterior superior alveolar

咬肌神经
N. masseteric

颊神经
N. buccal

耳颞神经
N. auriculotemporal

舌神经
N. lingual

面神经
N. facial

下牙槽神经
N. inferior alveolar

副神经
N. accessory

舌下神经
N. hypoglossal

迷走神经
N. vagus

喉上神经
N. superior laryeal

颈总动脉
A. common carotid

图7-31　三叉神经及其分支

问题：简述三叉神经的性质与分支。

答：三叉神经为混合性神经，包括运动和感觉两种纤维，但主要是感觉纤维。可分为眼神经、上颌神经和下颌神经3大分支。

30. 自主神经概观（图7-32）

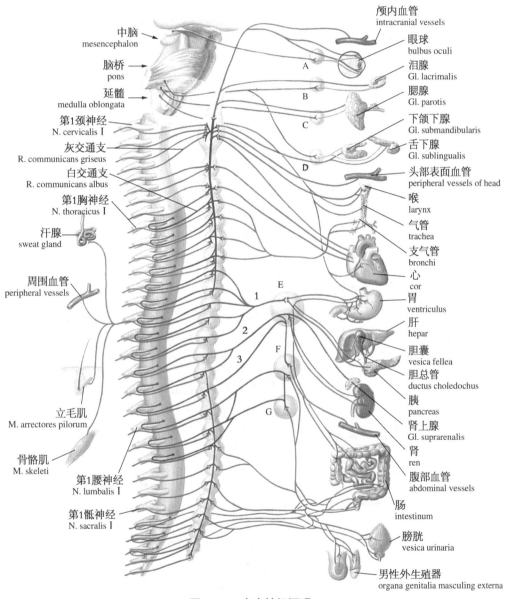

图7-32　自主神经概观

问题：什么叫内脏神经？内脏运动神经（自主神经）与躯体运动神经的区别点有哪些？

答：主要分布于内脏、心血管和腺体的神经，称为内脏神经。它可分为内脏运动神经和内脏感觉神经两部分。

内脏运动神经与躯体运动神经在结构和功能上的区别点主要表现在：①躯体运动神经支配骨骼肌；内脏运动神经则支配平滑肌、心肌和腺体。②躯体运动神经只有一种纤维成分；内脏运动神经有交感和副交感两种纤维成分。③躯体运动神经自低级中枢至骨骼肌只有一个神经元；而内脏运动神经自低级中枢到达所支配的器官要经过两个神经元。④躯体运动神经以神经干的形式分布；内脏运动神经节后纤维常在脏器或血管形成神经丛，由此丛再分支至效应器。⑤躯体运动神经对效应器的支配，一般都受意志的控制；而内脏运动神经对效应器的支配不受意志的控制。

31. 浅部感觉传导路（脊髓丘系）（图7-33）

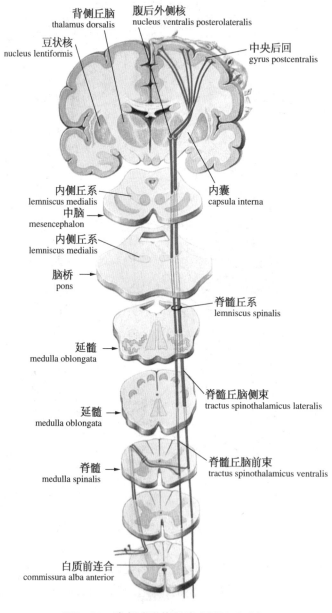

图7-33　浅部感觉传导路（脊髓丘系）

32. 本体感觉传导路（意识性本体感觉传导路）（图7-34）

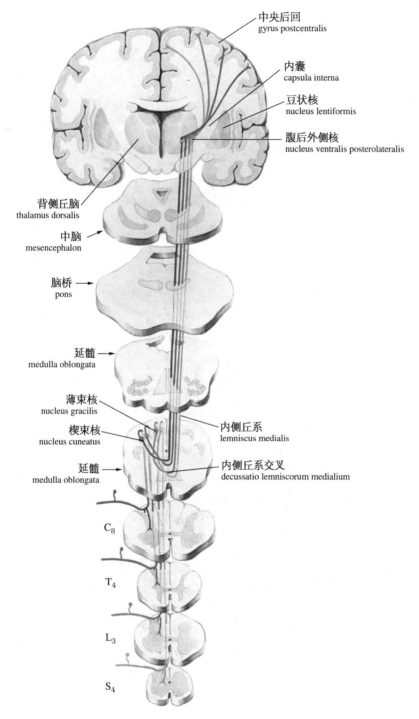

中央后回
gyrus postcentralis

内囊
capsula interna

豆状核
nucleus lentiformis

腹后外侧核
nucleus ventralis posterolateralis

背侧丘脑
thalamus dorsalis

中脑
mesencephalon

脑桥
pons

延髓
medulla oblongata

薄束核
nucleus gracilis

楔束核
nucleus cuneatus

延髓
medulla oblongata

内侧丘系
lemniscus medialis

内侧丘系交叉
decussatio lemniscorum medialium

C_8

T_4

L_3

S_4

图7-34　本体感觉传导路（意识性本体感觉传导路）

33. 锥体系（皮质脊髓束）（图7-35）

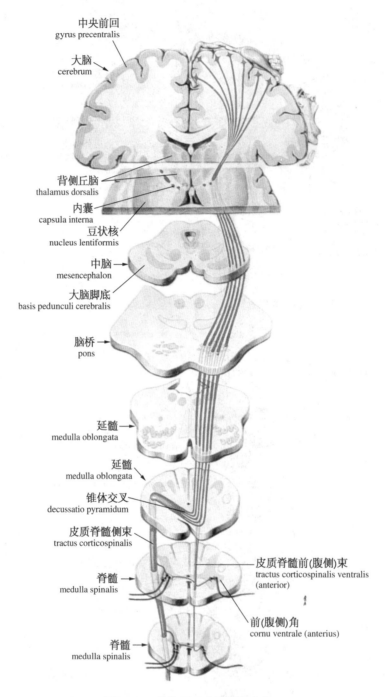

中央前回
gyrus precentralis

大脑
cerebrum

背侧丘脑
thalamus dorsalis

内囊
capsula interna

豆状核
nucleus lentiformis

中脑
mesencephalon

大脑脚底
basis pedunculi cerebralis

脑桥
pons

延髓
medulla oblongata

延髓
medulla oblongata

锥体交叉
decussatio pyramidum

皮质脊髓侧束
tractus corticospinalis

脊髓
medulla spinalis

脊髓
medulla spinalis

皮质脊髓前(腹侧)束
tractus corticospinalis ventralis
(anterior)

前(腹侧)角
cornu ventrale (anterius)

图7-35　锥体系（皮质脊髓束）

34. 锥体系（皮质核束）（图7-36）

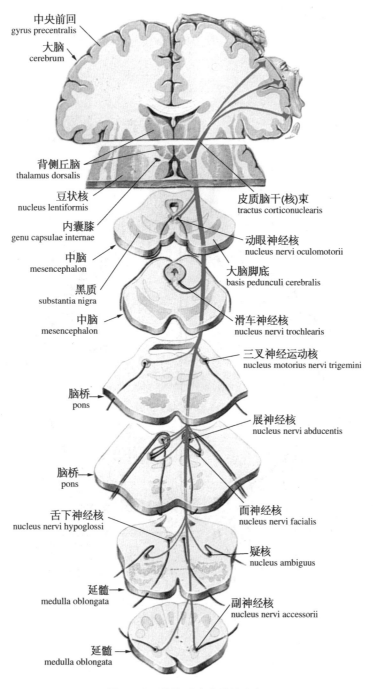

中央前回
gyrus precentralis

大脑
cerebrum

背侧丘脑
thalamus dorsalis

豆状核
nucleus lentiformis

内囊膝
genu capsulae internae

中脑
mesencephalon

黑质
substantia nigra

中脑
mesencephalon

脑桥
pons

脑桥
pons

舌下神经核
nucleus nervi hypoglossi

延髓
medulla oblongata

延髓
medulla oblongata

皮质脑干(核)束
tractus corticonuclearis

动眼神经核
nucleus nervi oculomotorii

大脑脚底
basis pedunculi cerebralis

滑车神经核
nucleus nervi trochlearis

三叉神经运动核
nucleus motorius nervi trigemini

展神经核
nucleus nervi abducentis

面神经核
nucleus nervi facialis

疑核
nucleus ambiguus

副神经核
nucleus nervi accessorii

图7-36 锥体系（皮质核束）

问题：什么叫神经传导路？传导路有哪些特点？

答：传导神经冲动的通路称神经传导路。其特点如下：①上行（感觉）传导通路一般由3级神经元组成，下行（运动）传导通路一般由两级神经元组成；②上行和下行传导通路在行程中一般要进行一次交叉，但交叉的平面不同，锥体交叉和内侧丘系交叉在延髓内，痛觉、温度觉传导束的交叉在脊髓内。

三、实验报告

填图1　眼球

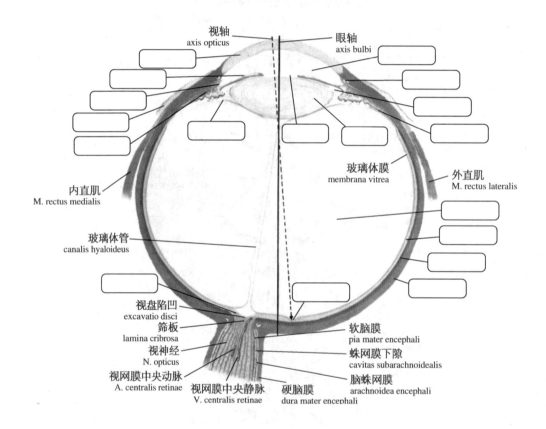

填图2 耳

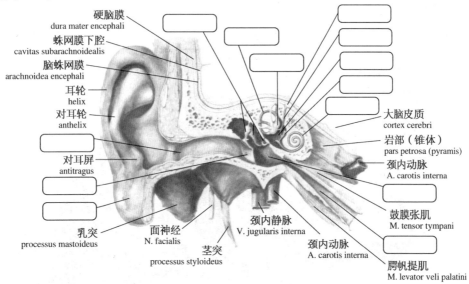

硬脑膜
dura mater encephali

蛛网膜下腔
cavitas subarachnoidealis

脑蛛网膜
arachnoidea encephali

耳轮
helix

对耳轮
anthelix

对耳屏
antitragus

乳突
processus mastoideus

面神经
N. facialis

茎突
processus styloideus

颈内静脉
V. jugularis interna

颈内动脉
A. carotis interna

大脑皮质
cortex cerebri

岩部（锥体）
pars petrosa (pyramis)

颈内动脉
A. carotis interna

鼓膜张肌
M. tensor tympani

腭帆提肌
M. levator veli palatini

填图3 脊髓

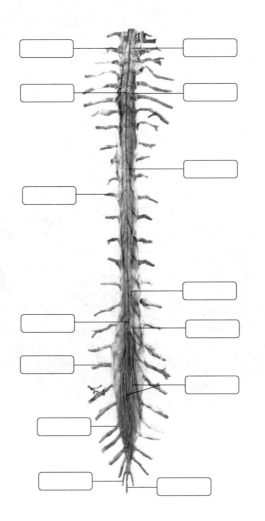

填图4　大脑皮质功能定位（背外侧面、内侧面）

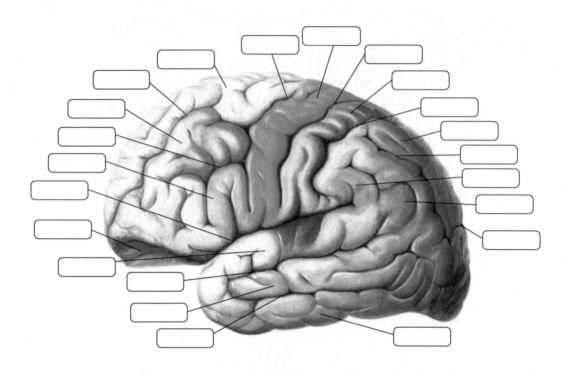

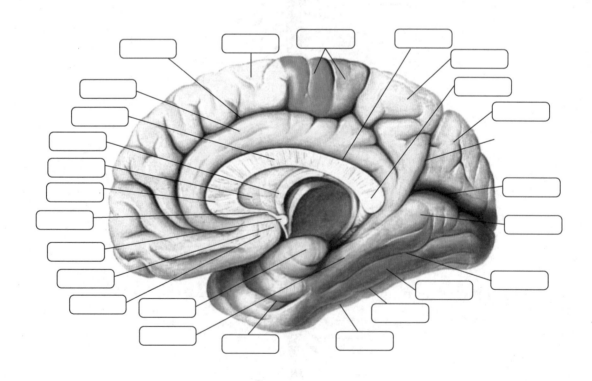

填图5　大脑水平切面

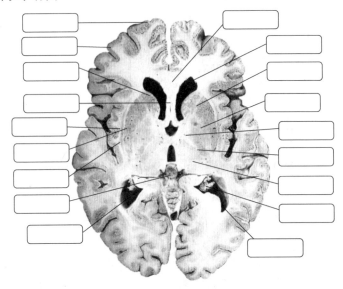

填图6　坐骨神经及其分支

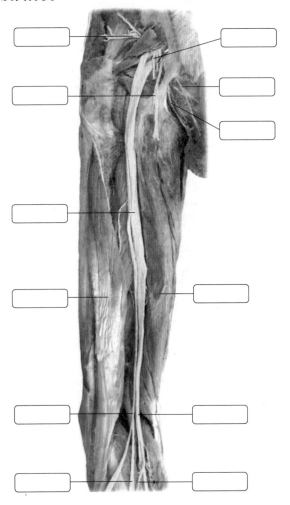

填图7　躯干和四肢浅感觉传导通路

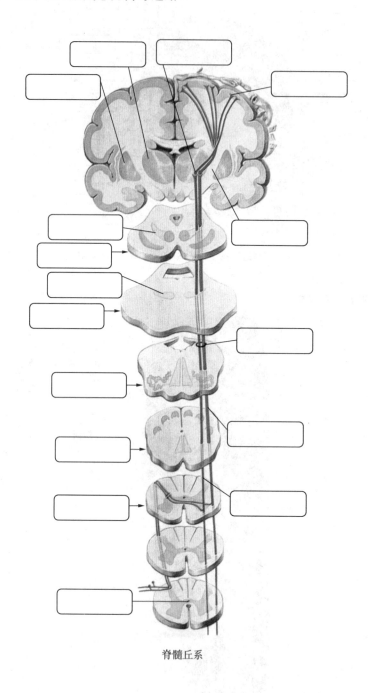

脊髓丘系

填图8　躯干和四肢深感觉传导通路

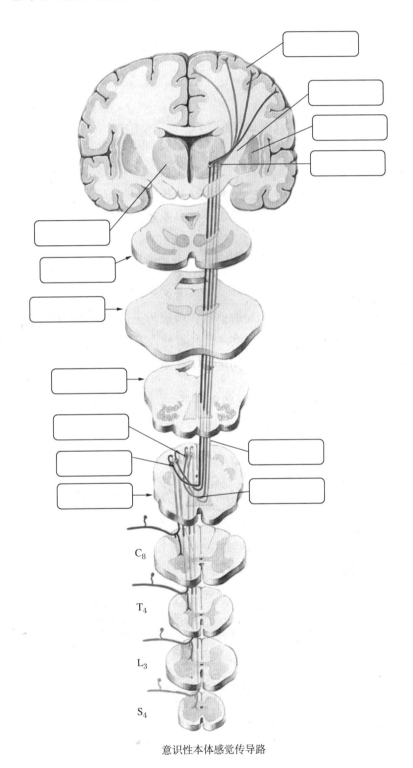

C₈

T₄

L₃

S₄

意识性本体感觉传导路

四、实 验 小 结

1. 眼球壁的构造

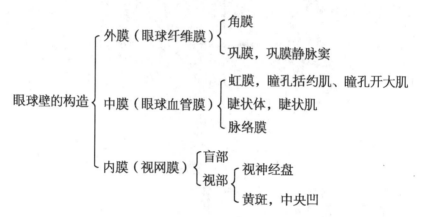

2. 眼球内容物包括房水、晶状体和玻璃体。房水为无色透明的液体，充满于眼房内。眼房是角膜与晶状体、睫状体之间的腔隙，被虹膜分为前房和后房，两房借瞳孔相通。虹膜与角膜之间的夹角称虹膜角膜角。房水由睫状体产生，其循环途径如下：

睫状体产生房水 $\longrightarrow$ 后房 $\xrightarrow{瞳孔}$ 前房 $\xrightarrow{虹膜角膜角}$ 巩膜静脉窦 $\longrightarrow$ 眼静脉

3. 前庭蜗器构造

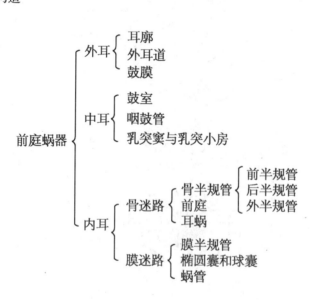

4. 鼓室位于鼓膜与内耳之间，为颞骨岩部内的含气小腔。鼓室有不规则的6个壁。

鼓室6个壁与毗邻
- 上壁，鼓室盖，与颅中窝相邻。
- 下壁，又称颈静脉壁，与颈内静脉相隔。
- 前壁，又称颈动脉壁，上部有咽鼓管的鼓室开口。
- 后壁，又称乳突壁，上部有乳突窦开口。
- 外侧壁，又称鼓膜壁，借鼓膜与外耳道分隔。
- 内侧壁，又称迷路壁，此壁的中部隆凸为岬。岬的后上方是前庭窗，被镫骨底封闭，岬的后下方称蜗窗，被第二鼓膜封闭。前庭窗的后上方有面神经管凸，内有面神经通过。

5. 膜迷路按部位分为膜半规管、椭圆囊和球囊、蜗管3部分。膜半规管的壶腹嵴是位觉感受器，能感受头部旋转变速运动的刺激；椭圆囊和球囊壁内面有椭圆囊斑和球囊斑是位觉感受器，能感受静止状态下的地心引力或直线变速运动的刺激。蜗管下壁称螺旋膜，膜上有螺旋器，又称corti器，是听觉感受器，能感受声波的刺激。

6. 神经系统的区分

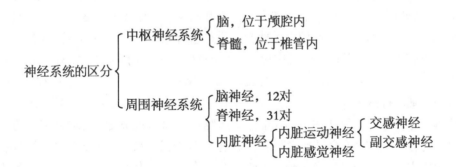

神经系统的区分
- 中枢神经系统
  - 脑，位于颅腔内
  - 脊髓，位于椎管内
- 周围神经系统
  - 脑神经，12对
  - 脊神经，31对
  - 内脏神经
    - 内脏运动神经
      - 交感神经
      - 副交感神经
    - 内脏感觉神经

7. 脊髓位于椎管内，上端平枕骨大孔，下端在成人达第1腰椎下缘。全长有颈膨大和腰骶膨大两处，表面有6条纵行的沟裂。腰骶膨大以下逐渐变细为脊髓圆锥，再向下延伸为终丝，连于尾骨背面。因椎管长于脊髓，脊神经根在椎管内自上向下由水平而逐渐倾斜，腰骶部的神经根近乎垂直向下走行，这样在脊髓下端，腰、骶和尾神经的根丝围绕终丝形成马尾。成人马尾占据椎管下1/3，因此处已无脊髓而只有神经根丝，故临床行腰椎穿刺时常在第3、4或第4、5腰椎间进行，不致损伤脊髓。

8. 脊髓正中为中央管，其周围为灰质，灰质外为白质。灰质前角主要由运动神经元构成，与骨骼肌运动有关；后角主要由中间神经元构成，与感觉冲动向大脑传递有关；侧角仅见于胸1~腰3脊髓节段，是交感神经的低级中枢。白质中的上行纤维束起自脊神经节或脊髓灰质，其中薄束和楔束在后索上升，传导本体觉和精细触觉，脊髓丘脑束在外侧索和前索上升，传导痛、温觉和粗略触觉。下行纤维束起自脑，主要有皮质脊髓束，它在外侧索和前索中下降，止于脊髓前角运动神经元，控制骨骼肌的随意运动。

9. 脑、脊髓和内脏神经

（1）脑干位于大脑的下面，上接间脑、下续脊髓，由中脑、脑桥和延髓组成。脑干连有4种性质的10对脑神经。脑干由灰质、白质和网状结构构成。脑干的灰质为不连续的分散团块即神经核，由脑神经核和非脑神经核构成。脑神经核包括躯体运动核、内脏运动核、内脏感觉核和躯体感觉核。白质主要由传导束组成，有上、下行的传导束。上行传导束包括内侧丘系、脊髓丘系和三叉丘系，下行传导束包括皮质核束和皮质脊髓束。在延髓和脑桥里有调节心血管运动、呼吸等重要生理活动的反射中枢，若这些中枢受损后，可引起心跳、血压和呼吸的严重障碍，甚至危及生命。

（2）间脑位于中脑上部、两大脑半球之间。间脑分为背侧丘脑、上丘脑、后丘脑、底丘脑和下丘脑5部分。背侧丘脑内邻第三脑室，内部被"Y"形的内髓板分为前核群、内侧核群和外侧核群。前核群与内脏活动有关；内侧核群为联合躯体和内脏感觉的整合中枢；外侧核群由躯体感觉通路的中继核。后丘脑包括内、外侧膝状体，内侧膝状体是听觉传导路的中继核，外侧膝状体是视觉传导通路的中继核。下丘脑包括自前向后排列的视交叉、视束、灰结节、漏斗和乳头体。下丘脑内部主要有视上核、视旁核等，此两核分别分泌升压素和促产素。下丘脑是调节内脏活动的较高级中枢，并参与对体温、摄食、水盐代谢等的调节。

（3）大脑半球借3条沟分成5个叶，即额叶、顶叶、颞叶、枕叶和岛叶。大脑皮质的功能定位包括：①躯体运动区：中央前回和中央旁小叶前半；②躯体感觉区：中央后回和中央旁小叶后半；③视觉中枢：距状沟周围的枕叶皮质；④听觉中枢：颞横回；⑤内脏调节中枢：边缘叶；⑥语言中枢：a.运动性语言中枢（说话中枢）——额下回后1/3；b.听觉性语言中枢（听讲中枢）——颞上回后部；c.视觉性语言中枢（阅读中枢）——角回；d.书写中枢——额中回的后部。基底神经核主要由尾状核和豆状核组成，两者共称纹状体，其中尾状核和壳合称新纹状体，苍白球称旧纹状体，其功能主要是维持肌肉的紧张度，协调骨骼肌的运动。大脑内部的髓质有联络系、连合系和投射系等3个系，其中投射系中的大部分经过尾状核、背侧丘脑与豆状核之间形成内囊。它可分为内囊前肢、内囊膝和内囊后肢。如一侧内囊的小动脉破裂（通称脑溢血），致使内囊膝和后肢受损，导致对侧半身浅、深感觉障碍，对侧半身随意运动障碍和双眼对侧半视野偏盲，即临床上所谓的"三偏综合征"。

（4）传导神经冲动的神经通路称神经传导路。其中上传冲动的神经通路称感觉传导路；下传冲动的神经通路称运动传导路。上行（感觉）传导通路一般由3级神经元组成；下行（运动）传导通路（锥体系）一般由两级神经元组成。上行和下行传导通路在行程中一般要进行一次交叉，一侧大脑半球接受对侧半身的感觉冲动和管理对侧半身的运动。但交叉的平面不同，锥体交叉和内侧丘系交叉在延髓内，痛觉、温觉传导束的交叉在脊髓内。

（5）脑和脊髓外包硬膜、蛛网膜和软膜3层，硬脊膜与椎管内表面间的腔隙称硬膜外腔；蛛网膜和软膜间的腔隙称蛛网膜下隙。上述两腔均为临床上施行麻醉术的部位。营养脑的动脉来源于颈内动脉和椎动脉，由大脑后动脉、后交通动脉、颈内动脉、大脑前动脉和前交通动脉在脑底环绕视交叉、灰结节及乳头体吻合成大脑动脉环，此环使两侧颈内动脉系和基底动脉系相互交通，具有调节血流的作用。脑脊液由各脑室的脉络丛产生，循环于侧脑室、第三脑室、第四脑室和蛛网膜下隙，最终经蛛网膜粒渗入上矢状窦而归入静脉血。

（6）脊神经共31对，每对脊神经连于一个脊髓节段，脊神经前根属于运动性，后根属于感觉性，前根与后根在椎间孔处合并成混合性的脊神经。脊神经前支形成的神经丛有颈丛、臂丛、腰丛和骶丛，其中臂丛、骶丛比较重要。臂丛5大分支有肌皮神经、正中神经、尺神经、桡神经和腋神经；骶丛的主要分支有臀上神经、臀下神经和坐骨神经。坐骨神经是全身最长、最粗大的神经，经梨状肌下孔出骨盆腔，在臀大肌的深面经坐骨结节和股骨大转子之间下行至大腿后面，在股二头肌深面下降达腘窝上方分为胫神经和腓总神经。

（7）脑神经是与脑相连的周围神经，共12对，每对脑神经所含纤维的种类不一，根据所含纤维性质的不同分为3类：感觉性神经——第Ⅰ、Ⅱ、Ⅷ对脑神经；运动性神经——第Ⅲ、Ⅳ、Ⅵ、Ⅺ、Ⅻ对脑神经；混合性神经——第Ⅴ、Ⅶ、Ⅸ、Ⅹ对脑神经。还有一类内含副交感纤维的神经——第Ⅲ、Ⅶ、Ⅸ、Ⅹ对脑神经。嗅神经、视神经和前庭蜗神经，分别接受嗅觉、视觉和位听觉。动眼神经、滑车神经、展神经、副神经和舌下神经，分别支配瞳孔括约肌、睫状肌、眼外肌、胸锁乳突肌、斜方肌和舌肌。混合性神经中，三叉神经接受面部躯体感觉并支配咀嚼肌。面神经支配面部表情肌、舌下腺、下颌下腺并接受舌前2/3味觉。舌咽神经支配咽肌、腮腺并接受舌后1/3味觉和一般感觉。迷走神经支配颈、胸、腹腔脏器并接受内脏感觉。

（8）内脏神经主要分布于内脏、心血管和腺体，可分为内脏运动神经和内脏感觉神经两部分。内脏运动神经与躯体运动神经在结构和功能上有一定的区别，主要表现在：①躯体运动神经支配骨骼肌；内脏运动神经则支配平滑肌、心肌和腺体。②躯体运动神经只有一种纤维成分；内脏运动神经有交感和副交感两种纤维成分。③躯体运动神经自低级中枢至骨骼肌只有一个神经元；而内脏运动神经自低级中枢到达所支配的器官要经过两个神经元。④躯体运动神经以神经干的形式分布；内脏运动神经节后纤维常在脏器或血管形成神经丛，由此丛再分支至效应器。⑤躯体运动神经对效应器的支配一般受意志的控制；而内脏运动神经对效应器的支配不受意志的控制。交感神经的低级中枢在脊髓胸1~腰3的灰质侧角，有椎旁节、椎前节，节前纤维短，节后纤维长，分布范围广；而副交感神经的低级中枢在脑干内副交感神经核和骶2~4节段的副交感神经核，有器官旁节、器官壁内节，节前纤维长，节后纤维短，分布不及交感神经广。

下篇 组织胚胎学

实验八

显微镜的使用

——细胞

1. 学会显微镜的使用方法，能进行光镜低倍、高倍的操作。
2. 以严谨、实事求是的科学态度进行组织学的实验。
3. 在光镜下能辨认细胞膜、细胞质、细胞核。

二、显微镜的使用

（一）显微镜的主要结构

1. **机械部分** 镜座、镜柱、镜臂、镜筒、镜台、调节器（粗调节、细调节）、物镜转换器。
2. **照明部分** 反光镜、聚光镜（光圈）。
3. **光学部分** 目镜：标有"5×"、"10×"、"15×"等放大倍数。
   物镜：低倍镜（红圈，10×）、高倍镜（黄圈，40×）、油镜（白圈，100×）。
   物镜倍数×目镜倍数=标本放大倍数。

（二）显微镜的使用方法

1. **准备** 升高镜筒/降低镜台，转动物镜转换器，将低倍镜对准光孔。
2. **对光** 打开光圈，调节集光镜。转动凹面反光镜。
3. **置片** 有盖玻片一面朝上，固定在镜台移动尺的夹中。
4. **调整工作距离**
（1）先从侧面注视物镜与玻片的距离，后用左眼在目镜上观察。
（2）先移镜台移动尺，后调调节器。

（3）先转动粗调节器，后调节细调节器。

（4）先用低倍镜，后转高倍镜。

5. 复原

（1）将物镜转换器离开低倍镜对准的光孔。

（2）取下玻片标本，复原移动尺。

（3）垂直反光镜。

三、相关理论与实验

（一）名词解释

1. 生物膜（biomembrnae）　细胞膜结构不仅存在于细胞表面，而且在细胞内还有丰富的膜相结构，如某些细胞器表面的膜和细胞核的核膜都属于同样的膜相结构，统称为生物膜（又称单位膜）。

2. 液态镶嵌模分子结构模型（fluid mosaic model）　类脂双分子层构成生物膜的连续主体，既具有固体分子排列的有序性，又具有流动性的特点。球形蛋白质分子则以各种方式与脂质分子相结合。

3. 细胞器（cell organ）　是细胞质中具有一定形态结构和功能的"细胞器官"。光镜下可见到线粒体、高尔基复合体及中心体。电镜下还可看到溶酶体、内质网、核糖体及部分细胞骨架结构。

（1）线粒体（mitochondria）：光镜下通常呈线状、圆形、卵圆形，电镜下呈长椭圆形。由双层膜构成，外膜光滑，内膜向内折叠形成线粒体嵴。线粒体内含有丰富的酶。葡萄糖在线粒体内生物氧化过程中产生能量，供细胞利用，故称其为细胞供能器。研究发现，线粒体基质中还含有DNA和RNA，以及核糖体，说明线粒体能独立合成蛋白质，并进行自我复制。

（2）核糖体（ribosome）：又称核蛋白体，是细胞内合成蛋白质的场所。光镜下是胞质中的嗜碱性物质，化学成分为核糖核酸和蛋白质。核糖体有两种存在形式：一种游离于细胞基质中或附于微梁网上，称游离核糖体，它能合成细胞自身所需的结构蛋白质和细胞结构更新所需要的酶；另一种附着在内质网，核外膜的胞质面上称膜旁核糖体或固有核糖体，它能合成分泌性蛋白质，通过胞吐作用，向细胞外输出。

（3）内质网（endoplasmic reticulum）：为多功能膜性小管系统，此结构在细胞质中纵横交错、互相沟通连接成网。根据内质网膜表面有无核糖体附着，将内质网分为粗面内质网和滑面内质网两种：

1）粗面内质网（rough endoplasmic reticulum）：表面附有核糖体，与蛋白质的合成有关。

2）滑面内质网（smooth endoplasmic reticulum）：无核糖体附着，是一种多功能的细胞器，含有多种酶系，与固醇类、脂类、糖类的代谢以及肌纤维的收缩有关。

（4）高尔基复合体（Golgi complex）：存在于几乎所有的细胞中。光镜下HE染色标本中，该体不着色而难以辨认；电镜下由扁平囊泡、小泡和大泡组成，故称复合体。高尔基复合体的功能在细胞分泌活动中起重要作用，还参与糖蛋白的合成以及溶酶体的形成。

（5）溶酶体（lysosome）：是由一层膜围成的圆形或卵圆形结构，普遍存在于各种细胞中，白细胞和巨噬细胞含量更多，几乎所有细胞的溶酶体都含有水解酶，能分解蛋白质、脂类、多糖及核酸等几乎所有生物大分子物质。溶酶体可分为3种：初级溶酶体、次级溶酶体及终末溶酶体。

（6）中心体（centrosome）：是球形小体，在光镜下中心体由中心粒和中心球构成，中心粒是位于细胞中心的一对颗粒，中心球属细胞基质。中心体与细胞分裂时期纺锤体的形成以及染色体移动有关，参与细胞分裂。

4. 细胞核　细胞核是细胞遗传、代谢、生长以及繁殖的控制中心，在细胞生命活动中起决定性的作用。

（1）核膜：是包被核表面的界膜，包括内、外两层，核膜上有小孔，称核孔，是胞核与胞质间物质交换的通道。

（2）染色体（chromosome）与染色质（chromatin）：染色质指细胞间期核内分布不甚均匀，易被碱性染料深染的DNA和蛋白质复合体，分为常染色质和异染色质。细胞在进行有丝分裂时，染色质细丝螺旋盘曲缠绕成为具有特定形态结构的染色体。

染色质的DNA和蛋白质组成颗粒状结构，称核小体，是构成染色质的基本结构单位。染色体的数目是恒定的，人体成熟的生殖细胞有23条染色体，称单倍体。人体体细胞有46条（23对）染色体，称双倍体，其中常染色体44条，性染色体2条。常染色体男女相同，性染色体男性为XY，女性为XX。

（3）核仁（nucleolus）：呈球形，无膜包被，由核糖核酸和蛋白质组成。

5. 细胞分裂　是细胞增殖的主要方式，是细胞经过遗传物质复制、亲代细胞分裂成为子细胞的过程。细胞分裂有3种形式：无丝分裂、有丝分裂和减数分裂。有丝分裂是最普遍的细胞分裂方式。

6. 细胞增殖周期　是指细胞从前次分裂结束到下次分裂结束为止的整个过程，简称细胞周期。在细胞周期中，包括分裂期和间期。

（二）相关问题及图解说明

1. 光学显微镜的构造（图8-1），**细胞的基本结构——细胞结构模式图**（图8-2）

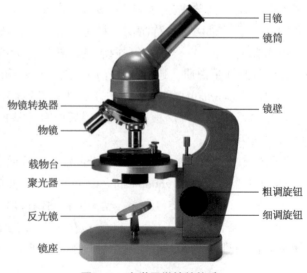

图8-1　光学显微镜的构造

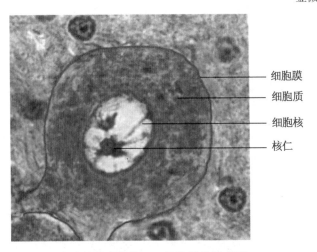

图8-2　细胞的基本结构——细胞结构模式图

2. 线粒体的结构模式图（图8-3），内质网结构模式图（图8-4）

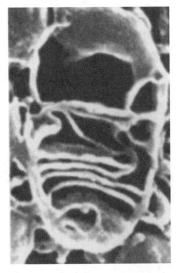

图8-3　线粒体的结构模式图

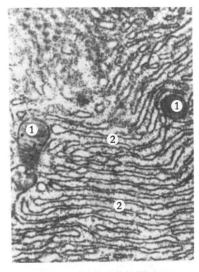

图8-4　内质网结构模式图

1. 线粒体　2. 粗面内质网

问题1：细胞的基本结构如何？细胞器主要包括哪些？

答：细胞是人体形态结构、功能及生长发育的基本单位，由细胞膜、细胞质及细胞核3部分组成。细胞器是细胞质中具有一定形态结构和功能的细胞器官，主要有线粒体、核糖体、内质网、高尔基复合体、溶酶体、过氧化物酶体、中心体及细胞骨架等。

问题2：细胞分裂的方式有哪些？

答：细胞分裂有3种方式：无丝分裂、有丝分裂和减数分裂。有丝分裂是最普遍的细胞分裂方式。

问题3：线粒体的形态结构与功能有哪些？

答：在光镜下线粒体呈线状、卵圆形或丝状，电镜下线粒体呈长椭圆形，由双层膜构成，线粒体内含有丰富的酶，葡萄糖在线粒体内生物氧化过程中产生能量，供细胞利用，故称其为细胞供能器。

四、课堂绘图作业

细胞结构模式图

五、实验小结

1. 细胞是人体形态结构、功能及生长发育的基本单位。细胞的基本结构由细胞膜、细胞质和细胞核3部分组成。细胞膜结构为液态镶嵌模型，细胞质具有不同功能及种类的细胞器，光镜下可见到线粒体、高尔基复合体及中心体，电镜下还可见到溶酶体、内质网、过氧化物酶体、核糖体以及细胞骨架。染色体和染色质与遗传有关。

2. 细胞分裂是细胞增殖的主要方式，细胞数目的增加和细胞的更新等均需通过细胞分裂来完成。细胞分裂有3种形式：无丝分裂、有丝分裂和减数分裂。有丝分裂是最普遍的细胞分裂方式。

3. 细胞内合成蛋白质的场所核糖体，又称核蛋白体。光镜下是胞质中的嗜碱性物质，又称核外染色质；电镜下是颗粒状结构。化学成分为核糖核酸和蛋白质。核糖体有两种存在形式：一种游离于细胞基质中，或附于微梁网上，称游离核糖体，能合成细胞自身所需的结构蛋白质和细胞结构更新所需要的酶；另一种附着在内质网、核外膜的胞质面上，称膜旁核糖体，能合成分泌性蛋白质。

4. 内质网在电镜下呈小管状或扁囊结构，有的扩大如泡，此结构在细胞质中纵横交错，互相沟通连接成网。根据内质网膜表面有无核糖体附着，将内质网分为粗面内质网和滑面内质网两种。前者表面附有核糖体，与蛋白质的合成有关；后者无核糖体附着，胞质面平滑，故称滑面内质网，是一种多功能的细胞器，含有多种酶系，与固醇类、脂类、糖类的代谢，以及肌纤维的收缩有关。

实 验 九
基 本 组 织

一、实验目的

1. 初步能进行光镜的低倍、高倍的操作。
2. 在光镜下能识别各类基本组织及主要结构。

二、相关理论与实验

（一）基本问题及名词解释

1. 被覆上皮的特点

（1）细胞数量多，间质少，排列成层状或膜状。

（2）分布广泛，覆盖在人体的外表面，或管、腔、囊的内表面。

（3）上皮细胞具有明显的极性，有游离面和基底面之分，基底面借基膜与深层的结缔组织相连。

2. 被覆上皮的类型及主要分布

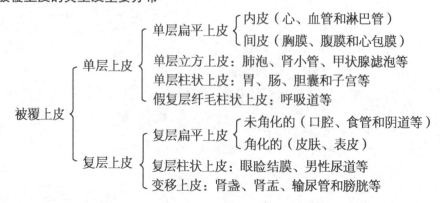

3. **结缔组织的定义**　结缔组织由细胞和大量细胞间质构成。细胞间质包括基质、纤维和组织液。细胞数量少、种类多，散在分布于细胞间质内，分布无极性。

4. **疏松结缔组织结构特点**　疏松结缔组织结构疏松，形似蜂窝，故又称蜂窝组织。其结构特点是：

（1）细胞种类较多，基质较多，纤维较少，排列疏松；

（2）分布极广，常见于器官、组织、细胞之间及器官内部；

（3）具有连接、营养、防御、保护和创伤修复等功能。

5. **结缔组织细胞种类、主要特点与功能**

（1）成纤维细胞（fibroblast）：是结缔组织中最主要的一种细胞，胞体较大，扁平或梭形，有长突起。功能是合成疏松结缔组织的纤维和基质。成纤维细胞处于功能静止状态时，为纤维细胞。在一定条件下，如手术及创伤修复时，纤维细胞又能再转变为功能旺盛的成纤维细胞，加速胶原纤维与基质的合成，参与组织修复，促进伤口愈合。

（2）巨噬细胞（macrophage）：广泛存在于体内的一种具有强大吞噬功能的免疫细胞，又称组织细胞。巨噬细胞形态多样，是由血液中的单核细胞穿出血管进入结缔组织后分化而成。该细胞有重要的防御功能，它具有趋化性定向运动、吞噬和清除异物及衰老伤亡细胞、分泌多种生物活性物质，以及参与和调节人体免疫应答等功能。

（3）浆细胞（plasma cell）：细胞圆形或卵圆形，核多偏居细胞一侧，染色质沿核膜内面呈车轮状排列。它在疏松结缔组织很少分布，在病原微生物或异体蛋白易于入侵的部位如消化道、呼吸道的固有层结缔组织内及某些慢性炎症病灶较多。该细胞具有合成及分泌免疫球蛋白即抗体的功能，参与机体体液免疫。

（4）肥大细胞（mast cell）：体积较大，分布很广，常成群地沿小血管、淋巴管分布。与变态反应有密切关系，能合成和分泌活性介质组胺、白三烯，能使支气管平滑肌收缩，使微循环及毛细血管扩张、通透性增加，肝素则具有抗凝血的作用。

（5）脂肪细胞（fat cell）：细胞体积大，多沿血管分布，单个或成群分布。它有合成和储存脂肪、参与脂肪代谢功能。

6. **疏松结缔组织的纤维包括哪些？分别说出其特点和功能**

疏松结缔组织的纤维有3种：胶原纤维、弹性纤维和网状纤维。

胶原纤维（collagenous fiber）：数量最多，新鲜时呈白色，又称白纤维。纤维粗细不等，互相交织分布，主要由成纤维细胞分泌合成。韧性大、抗拉力强、弹性较差，是结缔组织具有支持作用的物质基础。

弹性纤维（elastic fiber）：新鲜状态下呈黄色，又称黄纤维。弹性纤维较细，分支交织成网，弹性较好，而韧性差，与胶原纤维交织在一起，使疏松结缔组织既有弹性又有韧性，有利于器官和组织保持形态位置的相对恒定，又具有一定的可变性。

网状纤维（reticular fiber）：短细、分支多，相互交织成网。用银染法染色时网状纤维呈黑色，故又称嗜银纤维。在造血器官和内分泌腺，有较多网状纤维构成它们的支架。

7. **名词解释**

（1）血浆（plasma）：相当于结缔组织中的细胞间质，约占血液容积的55%，其中

90%是水，其余为血浆蛋白、无机盐等。

（2）血清（serum）：血液流出血管后，溶解状态的纤维蛋白原转变为不溶解状态的纤维蛋白，网罗血细胞形成血凝块，析出淡黄色清澈的液体。

8. 血细胞　主要在骨髓生成，血细胞的形态、数量、百分比和血红蛋白含量的测定结果称血象。患病时，血象常有显著变化，故检查血象对诊断疾病十分重要（表9-1）。

表9-1　血细胞分类和计数的正常值

血细胞	正常值
红细胞	男：（4.0~5.5）×10^{12}/L 女：（3.5~5.0）×10^{12}/L
白细胞	（4.0~10）×10^9/L
中性粒细胞	50%~70%
嗜酸性粒细胞	0.5%~3%
嗜碱性粒细胞	0.1%~1%
单核细胞	3%~8%
淋巴细胞	25%~30%
血小板	（100~300）×10^9/L

9. 肌组织的构造与分类　肌组织主要由肌细胞构成，肌细胞间没有特有的细胞间质，但有少量的结缔组织、血管、淋巴管和神经等。肌细胞呈细长纤维状，故又称肌纤维。肌纤维的结构特点是肌浆内含有大量的肌丝，它们是肌纤维收缩与舒张运动的主要物质基础。根据结构和功能特点将肌组织分为骨骼肌、心肌和平滑肌3种。

10. 三种肌纤维的主要区别

（1）骨骼肌（skeletal muscle）：细长圆柱状，有横纹，细胞核多，位于肌浆的周边。肌质内含有大量与肌纤维长轴平行排列的肌原纤维。

（2）心肌（cardiac muscle）：呈短圆柱状，有分支，并互相连接成网状。心肌纤维的互相连接处，有一染色较深的线状结构称为闰盘。心肌纤维一般仅有1个核，位于细胞的中央。心肌纤维内横纹不如骨骼肌纤维明显。

（3）平滑肌（smooth muscle）：呈长梭形，长短不一，每条平滑肌只有1个细胞核，位于细胞中央。平滑肌纤维多数成束或成层分布。

11. 神经元的主要形态结构　一个典型的神经元由胞体和突起两部分组成。

（1）细胞体：是神经元的营养和功能中心，由细胞膜、细胞质和细胞核组成，细胞质除有一般的细胞器外，还有两种是神经细胞特有成分，即尼氏体和神经原纤维。

1）尼氏体（Nissl body）：是胞质中一种嗜碱性物质。电镜观察，尼氏体是由发达的粗面内质网和游离的核糖体组成，因此，尼氏体与蛋白质合成有关。神经元受损、中毒、发炎等因素，都能引起尼氏体减少、解体甚至消失。若去除有害因素或损伤修复后，尼氏体又重新出现，因此，尼氏体可作为神经元功能状态的标志。

2）神经原纤维（neurofibril）：是一种很细的纤维。电镜观察，神经原纤维是由一些极细的微管和神经丝组成，神经丝是中间丝的一种，与微管一起交叉排列成网，除了构成神经元骨架外，还参与物质的运输。

（2）突起：是细胞体伸出的突起，根据其形态和功能分两种，即轴突和树突。

1）轴突（axon）：每个神经元只有1条轴突，轴突表面的膜称为轴膜。轴突内胞质称为轴质，轴突内无粗面内质网和游离的核糖体，其主要功能是传导神经冲动和运输物质。

2）树突（dendrite）：每个胞体可伸出1个或数个树突，其中含有尼氏体、线粒体和神经原纤维。树突分支表面有树突棘，树突棘的存在能扩大神经元接受刺激的面积。树突的功能是接受刺激，将冲动传向胞体。

12. 突触是什么？突触的类型有哪些？化学突触的结构与功能如何？

突触（synapse）是神经元之间，或神经元与非神经元之间的一种细胞连结，是神经元传递信息的重要结构。

根据神经冲动在突触的传导方向来分：有轴－树突触、轴－体突触、轴－轴突触、树－树突触和体－树突触等等。根据神经冲动传导方式，分为电突触和化学突触。在人体内绝大多数是化学突触，以神经递质作为信息传递的媒介。化学突触是一种超微结构，突触包括突触前成分、突触间隙和突触后成分3部分，突触前、后成分彼此相邻的细胞膜，分别称突触前膜和突触后膜。当神经冲动沿突触前神经元的细胞膜传到突触处，突触小泡移向突触前膜，有些突触小泡和突触前膜紧贴，突触小泡的膜与突触前膜相连接处出现一个小孔，神经递质以出泡作用释放到突触缝隙，然后与突触后膜相应的受体结合，从而引起效应细胞生理功能上的变化。神经递质所传递的冲动是单向的。

（二）相关问题及图解说明

1. 单层扁平上皮（simple squamous epithelium）正面观（图9-1）

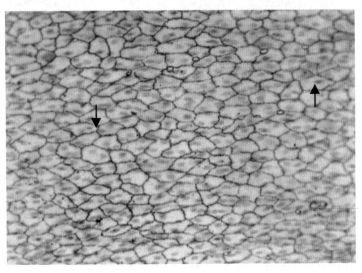

图9-1 单层扁平上皮正面观

单层扁平上皮由多边形扁平上皮镶嵌组成，细胞间质少，细胞边缘略显锯齿状，胞核圆形呈浅紫色，位于细胞中央（↑）。

2. 单层扁平上皮侧面观（间皮）（图9-2）

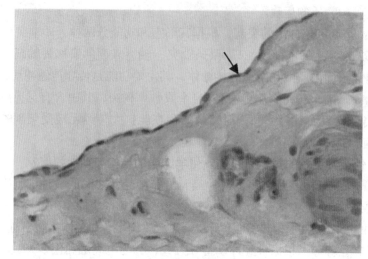

图9-2 单层扁平上皮侧面观（间皮）

胃外膜表面有单层扁平上皮覆盖称间皮，间皮细胞呈扁平状，胞核侧面呈长梭形着蓝紫色(↑)。

3. 单层扁平上皮侧面观（内皮）（图9-3）

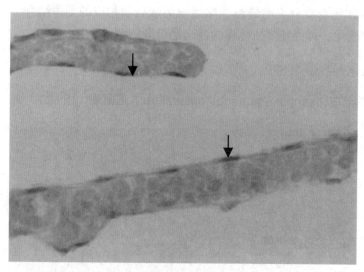

图9-3 单层扁平上皮侧面观（内皮）

衬贴在心血管和淋巴管腔面的单层扁平上皮称内皮（↑）。

问题：什么是内皮、间皮？

答：衬于心血管、淋巴管内表面的单层扁平上皮称内皮（endothelium）；分布于胸膜、腹膜和心包膜等处的单层扁平上皮称间皮（mesothelium）。

4. 单层立方上皮（simple cuboidal epithelium）（图9-4）

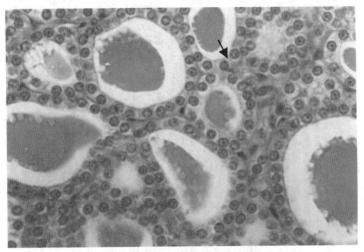

图9-4　单层立方上皮

甲状腺滤泡壁由单层立方上皮组成，上皮细胞呈立方形（↑），
细胞高度和宽度相近，细胞核呈圆形，位于细胞中央。

5. 单层柱状上皮（simple columnar epithelium）（图9-5）

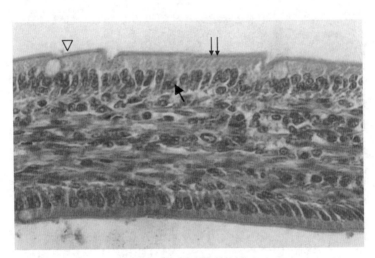

图9-5　单层柱状上皮

小肠绒毛表面覆盖一层单层柱状上皮（↖），细胞排列紧密，每个柱状
上皮细胞高度大于宽度，细胞核呈长圆形，靠近细胞基底部。上皮细胞的游
离面可见有细纹状结构（↓↓），此即纹状缘，也就是电镜下的微绒毛；它由
许多微细整齐的胞质突起组成，与吸收能力有关。在柱状上皮细胞之间，尚
可见到散在的杯状细胞（▽），此细胞上端较宽大，下端较窄，胞体呈空泡
状，细胞核呈三角形或不规则圆形，位于细胞基底部。

6. 假复层纤毛柱状上皮（pseudostratified ciliated columnar epithelium）（图9-6）

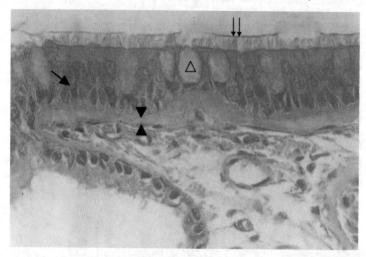

图9-6　假复层纤毛柱状上皮

　　气管的管腔面可见假复层柱状纤毛上皮，它由不同形状的上皮细胞（↑）紧密排列而成，由于细胞核所处的位置高低不同，所以细胞核排列成数层。实际上所有细胞的下端都固定在基膜上（▲）。上皮的游离面可见有密集排列的纤毛覆盖（↑↑），柱状上皮细胞之间可见夹有杯状细胞（△）。

7. 复层扁平上皮（stratified squamous epithelium）（图9-7）

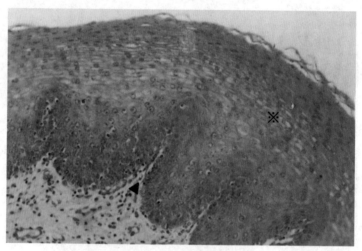

图9-7　复层扁平上皮

　　食管黏膜表层为复层扁平上皮，上皮由多层细胞组成（※）。上皮基底部凹凸不平，其下方的结缔组织形成乳头（▲）。上皮基底层为低柱状细胞，体积较小，界限不清楚，细胞核椭圆形。中间层由多层多边形细胞组成，细胞界限清楚，接近上皮表面的细胞逐渐变扁平，细胞核也呈扁圆形。

8. 变移上皮（transitional epithelium）（图9-8）

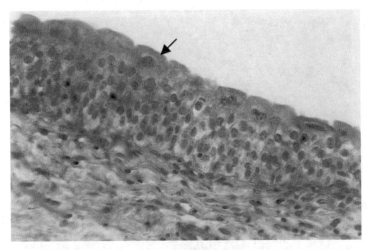

图9-8　变移上皮

　　表层细胞大，胞质丰富，常见双核，细胞呈砖块形。细胞质浅部常呈浓缩状，嗜酸性强，形成深红色的壳层（↑），这层细胞又称为盖细胞。中间层细胞为倒梨形，体积较小。基层细胞矮小。

9. 疏松结缔组织（loose connective tissue）（铺片）（图9-9）

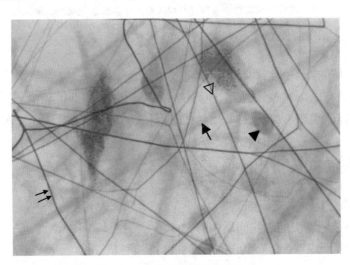

图9-9　疏松结缔组织（铺片）

　　胶原纤维数量多，为浅红色粗细不等的条状结构（↑），呈交叉排列，有的较直，有的呈波浪形，混杂在胶原纤维之间的有蓝紫色弹性纤维（↑↑），可见有分支呈交叉分布。纤维之间有成纤维细胞（▲）和巨噬细胞（△）。前者细胞核浅紫色呈椭圆形，胞质隐约可见；后者多呈不规则形，胞核卵圆形，浅紫色，位于中央，胞质内有多量蓝紫色颗粒，此即被吞噬的台盼蓝颗粒。

10. 疏松结缔组织（切片）（图9-10）

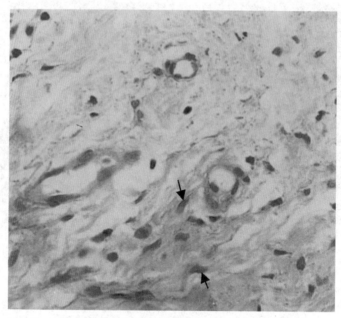

图9-10　疏松结缔组织（切片）

皮下的疏松结缔组织，胶原纤维为粗细不等细条状结构，着淡红色，纤维排列疏松，在纤维之间有成纤维细胞（↑），细胞轮廓不清，细胞长椭圆形着紫蓝色。

问题1：疏松结缔组织的结构特点有哪些？

答：结构特点有以下3点：①细胞种类较多、基质较多、纤维较少，排列稀疏；②分布较广，常见于器官、组织、细胞之间及器官内部；③具有连接、营养、防御、保护和创伤修复等功能。

问题2：疏松结缔组织中有哪些细胞？

答：疏松结缔组织中的细胞种类较多，有成纤维细胞、巨噬细胞、浆细胞、肥大细胞、脂肪细胞、未分化的间充质细胞等。

问题3：疏松结缔组织的细胞间质中有哪些主要纤维？

答：疏松结缔组织主要有胶原纤维、弹性纤维和网状纤维。

11. 各种血细胞（人血液涂片）（图9-11）

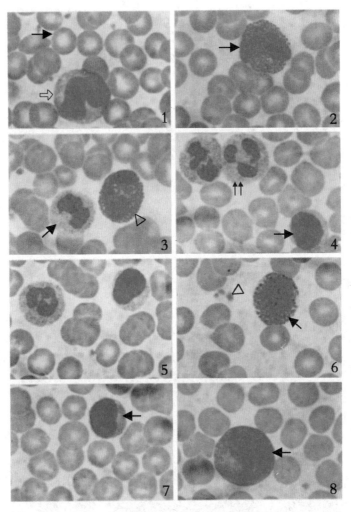

图9-11　各种血细胞（人血液涂片）

1. 红细胞：红细胞（↑）呈圆盘状，体积小，染成红色，无胞核，中央着色浅，有的细胞呈重叠状态。图中的大细胞为单核细胞，单核细胞体积大（⇧），胞质着灰蓝色，含有一肾形核，核质呈泡沫状。2. 嗜酸性细胞（↑）：胞质内充满粗大的鲜红色嗜酸性颗粒，胞核常分为二叶。3. 中性粒细胞（↑）：胞质含有多量细小着浅紫红色的中性颗粒，胞核呈弯曲杆状。右侧为嗜酸性粒细胞（△）。4. 淋巴细胞（↑）：胞质较少，着浅天蓝色，核周区浅染成晕，胞核呈椭圆形较大，核质着色深。左上方的两个分别为二叶核及三叶核的中性粒细胞，核叶之间有核丝相连（↑↑）。5. 中性粒细胞及淋巴细胞。6. 嗜碱性粒细胞（↑）：数量最少，胞质内含有紫蓝色的嗜碱性颗粒，大小不等，分布不均匀，常覆盖在核上，胞核不规则，轮廓欠清晰。红细胞间可见紫色颗粒的小质块，此乃血小板（△）。7. 小淋巴细胞（↑）。8. 单核细胞（↑）。

12. 骨骼肌（图9-12）

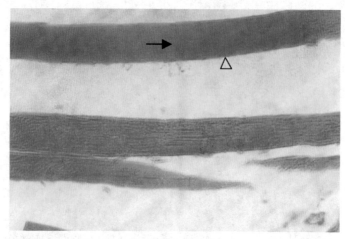

图9-12　骨骼肌

骨骼肌纤维呈长圆柱状，胞质内有密集纵向排列的肌原纤维。肌纤维上可见明暗相间的周期性横纹（↑），每个细胞有多个细胞核（△），位于肌膜下。

13. 心肌（图9-13）

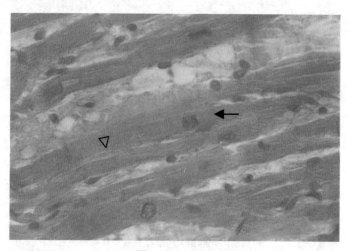

图9-13　心肌

心肌细胞呈圆柱状，细胞核位于细胞中央。可见心肌细胞连接成纤维状，并有侧支（↑）将相邻的心肌纤维连接起来，纤维之间有少量结缔组织（△）。

14. 平滑肌（图9－14）

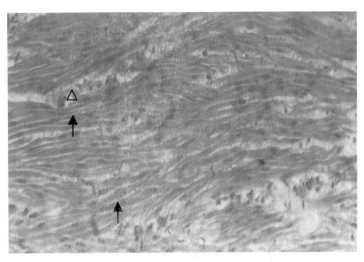

图9－14　平滑肌

平滑肌广泛分布于中空性器官的管壁内，平滑肌纤维呈长梭形（↑），
有一长椭圆形细胞核位于细胞中央。肌纤维互相镶嵌成束分布，肌纤维之间
结缔组织比较多（△）。

问题：3种肌纤维的不同点是什么？

答：3种肌纤维不同点为：①骨骼肌纤维：细长圆柱状，有横纹；②心肌纤维：短
圆柱状，有分支互相连接成网状，连接处称闰盘；③平滑肌纤维：长梭形，成束或成层
分布。

15. 多极神经元（multipolar neuron）（分离标本）（图9－15）

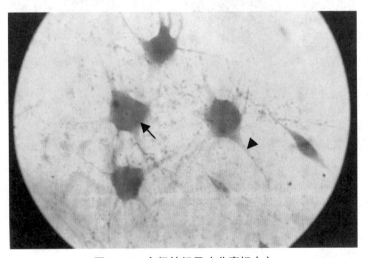

图9－15　多极神经元（分离标本）

神经元由胞体（↑）和突起（▲）组成，每个神经元有多个突起。胞体和
突起呈蓝色，胞体内的核着色略浅。突起细长，相互交织。

16. 尼氏体（图9－16）

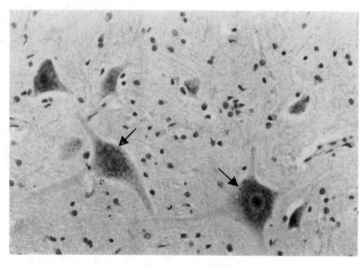

图9－16　尼氏体

　　见多个多级神经元胞体（↑），形态多样，突起均被切断。胞质内有许多染紫蓝色的小块和颗粒，为尼氏体。

17. 神经原纤维和突触（图9－17）

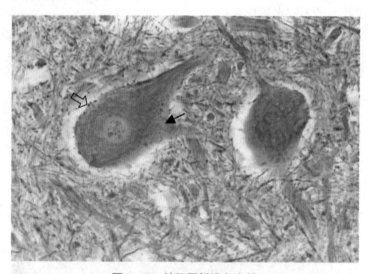

图9－17　神经原纤维和突触

　　神经元的胞体和突起染成棕褐色。胞质内的神经原纤维呈棕黑色细丝，从胞体延伸入突起内。神经元的胞体和突起表面有许多黑色的逗点状（↑）或环扣状结构（⇧　），称突触小体，是电镜下的突触前成分。

18. 脊髓前角多极神经元（图9-18）

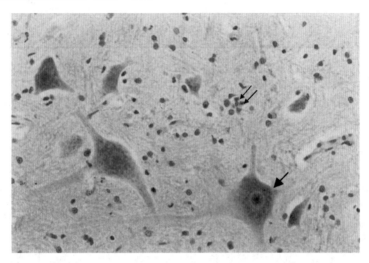

图9-18　脊髓前角多极神经元

神经元形态多样，突起多，胞质中多见嗜碱性"虎斑样"样尼
氏体（↑）。核较大，居中，染色浅，核仁明显。切片中小细胞核为
神经胶质细胞（↑↑）。

问题1：简述神经元的基本形态结构。

答：一个典型的神经元由细胞体和突起两部分组成：细胞体由细胞膜、细胞质和细胞核组成，在细胞质中还有两种特殊成分，即尼氏体与神经原纤维；突起包括轴突和树突。

问题2：神经元的突起分类与特点是什么？

答：神经元的突起是细胞体伸出的突起，根据其形态和功能可分两种，即轴突和树突。每个神经元只有1条轴突，轴突表面的膜称为轴膜，神经元胞体发生轴突的部位称轴丘，轴丘内无尼氏体，轴突内胞质为轴质。轴突主要功能是传导神经冲动和运输物质。每个胞体可伸出数个树突，形似树枝状，含有尼氏体、线粒体和神经原纤维。树突的功能是接受刺激，将冲动传向细胞体。

问题3：简述神经元的分类。

答：根据神经元的形态可分为3类：①多极神经元；②双极神经元；③假单极神经元。按神经元的功能，也可分3类：①感觉神经元；②运动神经元；③联络神经元。

三、课堂绘图作业

1. 单层柱状上皮

2. 神经元胞体——尼氏体

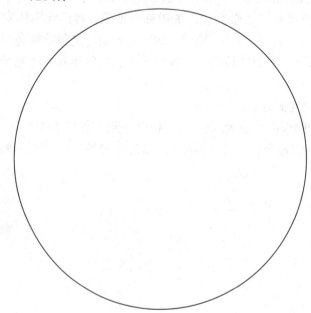

四、实验小结

1. 根据功能，上皮组织可分为被覆上皮、腺上皮和特殊上皮3种类型。被覆上皮覆盖于体表或衬贴在体腔和管腔器官内表面。根据细胞的形态及层数，可分为单层上皮和复层上皮。单层上皮可分为单层扁平上皮、单层立方上皮、单层柱状上皮及假复层纤毛柱状上皮；复层上皮可分为复层扁平上皮、复层柱状上皮及变移上皮。

2. 结缔组织由细胞和大量细胞间质构成。其特点是细胞数量少、种类多，散在地分布于细胞间质内。固有结缔组织包括：疏松结缔组织、致密结缔组织、脂肪组织和网状组织。疏松结缔组织中含有成纤维细胞，功能是合成纤维和基质；巨噬细胞趋化定向运动、吞噬作用、分泌作用、参与和调节免疫应答；脂肪细胞合成、储存脂肪参与脂质代谢；浆细胞合成与分泌抗体和多种细胞因子，参与体液免疫；肥大细胞参与过敏反应等多种生理功能。疏松结缔组织中含有3种纤维：胶原纤维、弹性纤维和网状纤维。

3. 肌组织主要由肌纤维构成，根据结构和功能特点，将肌组织分为骨骼肌、心肌和平滑肌。3种肌组织区别点见表9-2。

表9-2　三种肌组织区别点

名称	所在部位	横纹	收缩	随意性
骨骼肌	附在肌腱、骨骼	有	迅速、有力	随意
心肌	在心脏、近心大血管	有	持久、有节律	不随意
平滑肌	在内脏、血管壁	无	持久、慢	不随意

4. 神经组织是构成神经系统的主要成分，由神经细胞和神经胶质细胞构成。神经元是神经系统中结构和功能的基本单位，有感受刺激、整合信息和传导冲动的功能。神经元由胞体和突起两部分组成，胞体由细胞膜、细胞质和细胞核构成，细胞质除含有一般细胞器外，还有两种是神经细胞所特有的成分，即尼氏体和神经原纤维。突起包括树突和轴突，树突有1条或多条，接受刺激，轴突只有1条能传导冲动。

实 验 十
全身主要器官的组织结构

一、实验目的

1. 识别消化管壁4层的基本结构。
2. 鉴别胃、小肠微细结构的特点。
3. 识别肝、胰的微细结构特点。
4. 识别肺的微细结构特点。
5. 识别肾皮质微细结构特点。

二、相关理论与实验

（一）名词解释及基本问题

1. **胃小凹**（gastric pit） 胃黏膜表面有约350万个不规则小孔，称胃小凹，其底部与3~5条腺体通连。

2. **肠绒毛**（intestinal villus） 由黏膜的上皮和固有层向肠腔突起而成，它的环行皱襞使小肠内表面积扩大20~30倍。

3. **中央乳糜管**（central lacteal） 肠绒毛中轴的固有层结缔组织内有1~2条纵行毛细淋巴管，它的盲端起于绒毛顶部，管腔大、无基膜，内皮细胞间隙宽，故通透性大，一些大分子物质，如乳糜微粒进入此管。

4. **肝小叶**（hepatic lobule） 是肝的基本结构单位，每个肝小叶中央有1条中央静脉，肝板、肝血窦、窦周隙及胆小管以中央静脉为中轴，组成肝小叶的复杂构型。

5. **门管区**（portal area） 相邻肝小叶之间，有小叶间静脉、小叶间动脉和小叶间胆管等3种伴行的管道。

6. 肺小叶（lung lobule） 每一细支气管连同它的分支和所属肺泡组成一个肺小叶。

7. 气 – 血屏障（blood – air barrier） 肺泡内气体与血液内气体分子交换所通过的结构，此屏障主要有5层结构，即肺泡表面液体层、Ⅰ型肺泡上皮、上皮基膜、毛细血管内皮基膜和连续内皮。

8. 肾单位（renal unit） 每侧肾脏约有100万个以上的肾单位，是肾形成尿液的主要结构和功能单位，由肾小体和肾小管两部分构成。

9. 滤过屏障（filtration barrier） 肾小球毛细血管内的血浆经过有孔毛细血管内皮、基膜和裂孔膜滤入肾小囊内形成原尿，这3层结构组成滤过屏障。

10. 简述消化管壁的一般结构 消化管壁（除口腔与咽外），自内向外均分为黏膜、黏膜下层、肌层和外膜4层。

（1）黏膜：自内向外依次为上皮、固有层和黏膜肌层3层。

1）上皮：消化管两端（口腔、咽、食管、肛门）为复层扁平上皮，主要起保护作用，其余为单层柱状上皮，以消化吸收功能为主。

2）固有层：为致密结缔组织，内含丰富的毛细血管和毛细淋巴管，且富有腺体。

3）黏膜肌层：为环形平滑肌，收缩后可促进固有层内的腺体分泌物排出和血液运行，有利于物质吸收和转运。

（2）黏膜下层：为疏松结缔组织，在食管及十二指肠的黏膜下层内分别有食管腺和十二指肠腺。食管、胃和小肠等部位的黏膜与黏膜下层共同向管腔内突起，形成皱襞。

（3）肌层：食管上段与肛门处的肌层为骨骼肌，其余各部均为平滑肌，肌层一般分为内环行、外纵行两层，其间有肌间神经丛，可调节肌层的收缩。

（4）外膜：纤维膜分布于食管和大肠末端，由薄层结缔组织构成；浆膜由薄层结缔组织与间皮共同构成，主要分布于胃肠道。

11. 简述胃的主要微细结构与功能

（1）黏膜：表面有胃小凹。

1）上皮：为单层柱状上皮，由表面黏液细胞构成，该细胞分泌含高浓度碳酸氢根的不可溶性黏液，覆盖于上皮表面，与细胞间紧密连接一起构成胃黏膜屏障，对胃壁有保护作用。

2）固有层：含大量管状的胃腺，根据所在部位和结构的不同，胃腺又分为胃底腺、贲门腺和幽门腺。

a. 胃底腺：分布于胃底和胃体部，可分为颈、体、底3部，胃底腺由主细胞、壁细胞、干细胞等组成。

（a）主细胞：数量最多，主要分布于腺底部，分泌胃蛋白酶原。

（b）壁细胞：在颈和体部较多。壁细胞的主要功能是合成盐酸。盐酸能激活胃蛋白酶原，使之转变为胃蛋白酶，并为其活性提供所需的的酸性环境，以对食物蛋白质进行初步分解；盐酸还有杀菌作用。另外，人的壁细胞尚分泌内因子，内因子与食物中的维生素B_{12}结合成复合物，促进回肠吸收维生素B_{12}入血。

b. 贲门腺：分布于近贲门处宽1~3 cm的区域，为黏液腺。

c. 幽门腺：分布于幽门部宽4~5 cm的区域，也为黏液腺，内有很多G细胞，产生胃泌素，可刺激壁细胞分泌盐酸。

3）黏膜肌层：由内环行和外纵行两薄层平滑肌组成。

（2）黏膜下层：为较致密结缔组织。

（3）肌层：较厚，一般由内斜行、中环形和外纵行3层平滑肌构成。

（4）外膜：为浆膜。

12. 简述小肠的微细结构与主要功能 小肠是消化管中最长的一段，通过广大的内表面积，摄取了其中的绝大多数精华后，将剩余部分推给大肠，因此，小肠是消化吸收的最重要的场所。

（1）环形皱襞：由黏膜部分下层和黏膜共同凸向腔面折叠而成。距幽门约5 cm处开始出现，向下渐渐减少，至回肠中段以下基本消失。

（2）肠绒毛：由黏膜的上皮和固有层向肠腔突起而成。环形皱襞和绒毛使小肠内表面积扩大20~30倍。

1）上皮：由吸收细胞、杯状细胞和少量内分泌细胞组成。

a. 吸收细胞：最多，位于基部。细胞游离面在光镜下可见纹状缘，电镜观察由密集而规则排列的微绒毛构成，使细胞游离面面积扩大约30倍。微绒毛表面尚有一层厚0.1~0.5 μm的胞衣，含有多种酶类，是消化吸收的重要部位。

b. 杯状细胞：散在于吸收细胞间，分泌黏液。

c. 内分泌细胞：位于上皮细胞之间，主要协调胃肠道自身的功能和分泌功能。

2）绒毛中轴：绒毛中轴的固有层结缔组织内有1~2条纵行毛细淋巴管，称中央乳糜管，它以盲端起始于绒毛顶部，管腔大、无基膜，内皮细胞间隙宽，故通透性大。一些大分子物质，如乳糜微粒进入此管。此管周围有丰富的有孔毛细血管，肠上皮吸收的氨基酸、单糖等水溶性物质主要经此入血。

3）小肠腺：在细密的结缔组织中有大量开口于肠腔的小肠腺，包括吸收细胞、杯状细胞、潘氏细胞和干细胞。潘氏细胞位于肠腺基部，以回肠为多，是小肠腺的特征性细胞，细胞顶部充满粗大的嗜酸性颗粒，内含溶菌酶和防御素，有一定灭菌作用。干细胞见于小肠腺基部，分散于潘氏细胞之间，能不断增殖、分化，并向上迁移补充肠腺细胞和绒毛顶端脱落的上皮细胞。

13. 简述肝的主要微细结构与功能 肝的组织结构主要有肝小叶和门管区。

（1）肝小叶：是肝的基本结构单位，每个肝小叶中央有1条中央静脉。肝板、肝血窦、窦周隙及胆小管以中央静脉为中轴，组成肝小叶。

1）中央静脉：位于肝小叶中央，有许多肝血窦的开口。

2）肝板：肝细胞单层的中央静脉为中轴放射状排列，在切片上，肝板呈索状称肝索。

3）肝血窦：位于肝板之间，窦壁由内皮细胞围成，窦内有肝巨噬细胞。内皮细胞有大量孔，连接松散，内皮外无基膜，因此，肝血窦内皮具有很高的通透性，除血细胞和乳糜微粒外，血浆的各种成分均可自由出入。肝巨噬细胞又称库普弗细胞，它由血液单核细胞分化而来。作为肝内卫士，在清除从门静脉入肝的抗原异物、清除衰老的血细胞、监视肿瘤等方面发挥着重要作用。肝血窦内还有较多的NK细胞,该细胞在抵御病毒感染、防止肝内肿瘤的肝转移方面有重要作用。

4)窦周隙:为肝血窦内皮与肝板之间的狭小间隙。由于肝血窦内皮通透性大,利于物质交换。窦周隙内有一种形态不规则的储脂细胞,此细胞的胞质内含有许多大的脂滴。储脂细胞有两个功能:一是储存维生素A,人体摄取的维生素70%~85%存储在储脂细胞内;二是产生细胞外基质,窦周隙内的网状纤维由它产生。在慢性肝炎、慢性酒精中毒等肝病,储脂细胞异常增殖,肝内纤维增多,可导致肝硬化。

5)胆小管:位于相邻肝细胞的细胞膜局部凹陷而成的微细管道,在肝板内连接成网。当肝细胞坏死或胆道阻塞,内压增大时,胆小管正常结构被破坏,胆汁溢入窦周隙,继而进入血液,导致黄疸出现。

(2)门管区:相邻肝小叶之间,有小叶间静脉、小叶间动脉和小叶间胆管。小叶间静脉是门静脉的分支,小叶间动脉是肝固有动脉的分支,小叶间胆管最后形成左右肝管出肝。

14. 简述肺的主要微细结构及功能　肺组织分实质和间质两部分,实质即肺内支气管的各级分支和末端的肺泡,间质是指肺内的结缔组织、血管、淋巴管和神经等。肺实质根据其功能、部位不同可分为肺内导气部和肺呼吸部。

(1)肺导气部:支气管从肺门入肺后,反复分支呈树枝状,称支气管树。包括肺叶支气管、肺段支气管、小支气管、细支气管和终末细支气管。肺导气部的管壁变化特点是"三少一多":①黏膜逐渐变薄,上皮由假复层纤毛柱状上皮逐渐变为单层纤毛柱状上皮或单层柱状上皮。杯状细胞逐渐减少,直至消失。②黏膜下层也逐渐变薄,腺体逐渐减少,直至消失。③外膜中的软骨环逐渐变为软骨碎片,并逐渐减少,直至消失。④平滑肌相对增多,最后形成完整的环形肌。

(2)肺呼吸部

1)呼吸性细支气管:为终末细支气管的分支,最显著的特征是管壁上有肺泡的开口,开始具有气体交换功能。

2)肺泡管:是呼吸性细支气管的分支,管壁上有许多肺泡和肺泡囊的开口,相邻肺泡开口之间可见结节状膨大。

3)肺泡囊:与肺泡管连续,由许多肺泡共同开口而成囊腔。相邻肺泡开口之间已无平滑肌,所以没有结节状膨大。

4)肺泡:肺泡是肺泡内支气管树的终末部分,开口于呼吸性细支气管、肺泡管和肺泡囊,由上皮和基膜组成。

a.肺泡上皮:电镜下可见肺泡上皮由Ⅰ型肺泡细胞和Ⅱ型肺泡细胞组成。Ⅰ型肺泡细胞构成肺泡的主体,参与气-血屏障的组成,是进行气体交换的部位。Ⅱ型肺泡细胞位于Ⅰ型肺泡细胞之间,它是一种分泌细胞,分泌肺泡表面活性物质,以单分子层的形式覆盖于肺泡液体的表面,具有降低肺泡回缩力、稳定肺泡直径的重要作用。

b.肺泡隔:由相邻肺泡之间的薄层结缔组织构成,内含密集的毛细血管网、大量的弹性纤维和散在的巨噬细胞。弹性纤维有助于保持肺泡的弹性,使吸气时扩大的肺泡在呼气后有良好的回缩力。肺巨噬细胞由单核细胞分化而来，有重要防御功能。

c. 肺泡孔：是相邻肺泡之间气体流通的孔道，可均衡肺泡间气体的含量。

d. 气-血屏障：肺泡内气体与血液内气体分子交换所通过的结构，称气-血屏障。此屏障包括肺泡表面液体层、Ⅰ型肺泡上皮、上皮基膜、毛细血管内皮基膜和连续内皮5层。

15. 简述肾的主要微细结构与功能　泌尿系统由肾、输尿管、膀胱和尿道组成。肾的主要功能是产生尿液，还具有某些内分泌功能。肾表面包有一层致密结缔组织被膜，肾实质可分为皮质和髓质两部分，肾实质主要由肾单位和集合小管两部分组成，前者主要功能是过滤、重吸收、形成尿液，后者主要是运输尿液。

每侧肾约有100万个以上的肾单位，由肾小体和肾小管两部分构成。

（1）肾小体：呈球形，又称肾小球，由肾小球和肾小囊两部分组成。肾小球是连接入球微动脉和出球微动脉之间的毛细血管团；由于入球微动脉较出球微动脉粗，肾小球毛细血管内的血压较一般毛细血管高，所以当血液流经肾小球时，大量水分及小分子物质易于滤出而进入肾小囊内。肾小囊为肾小管盲端凹陷形成的杯状双层囊，分为内、外两层，外层为单层扁平上皮，内层在电镜下可见许多大小不等的突起，称足细胞。

（2）滤过屏障：足细胞从胞体上伸出几个大的初级突起，每个初级突起又分出许多小的指状次级突起，且突起间相互穿插嵌合，形似栅栏，紧贴于毛细血管基膜外面，突起间有宽约25 nm的裂隙称裂孔，孔上覆以薄膜称裂孔膜。

肾小球毛细血管内的血浆经过有孔毛细血管内皮、基膜和裂孔膜滤入肾小囊内形成原尿，这3层结构合在一起为滤过膜（又称滤过屏障）。滤过屏障对血浆成分具有选择性通透作用，血浆中的水分和小分子物质如无机盐、葡萄糖等很容易透过滤过屏障，而大分子物质则不易通过。

（3）肾小管：肾小管分为近端小管、细段和远端小管3部分。

1）近端小管：是肾小管的起始部分，按其行程和结构可分为曲部和直部。曲部位于皮质内，盘曲走行于肾小体周围。直部近侧端与曲部相连，远侧端移行为细段。近端小管的主要功能是重吸收，原尿中85%的水，几乎全部的葡萄糖、氨基酸，以及65%的钠离子和50%的尿素都在此部被重吸收。

2）细段：连接于近端小管与远端小管之间，呈"U"字形结构，与近端小管直部和远端小管直部共同构成髓襻。细段管壁较薄，有利于水和电解质通过。

3）远端小管：连接于细段和集合小管之间，按其行程和结构可分为直部和曲部。直部位于髓质内，此段仅可部分重吸收小管液中的钠离子、水等成分。曲部位于皮质内，末端汇入集合小管，功能是继续重吸收水和钠离子，并向管腔中分泌钾离子、氢离子和氨，这对维持血液中的酸碱平衡有重要作用。肾上腺分泌的醛固酮和垂体后叶分泌的抗利尿激素，对此段有调节作用。

（二）相关问题及图解说明

1. 消化管壁的一般构造模式图（图10-1）

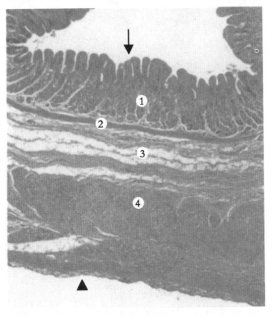

图10-1 消化管壁的一般构造模式图
↓胃上皮 1.固有层（含大量胃底腺） 2.黏膜肌
3.黏膜下层 4.肌层 ▲浆膜

问题：消化管壁自内向外分为哪几层？

答：消化管壁（除口腔、咽外），自内向外可分为黏膜、黏膜下层、肌层和外膜4层。

2. 胃的主要微细结构（图10-2）

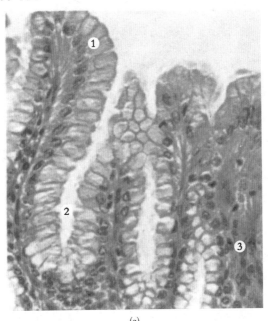

(a)

1.胃上皮（单层柱状上皮） 2.胃小凹 3.固有层（结缔组织）

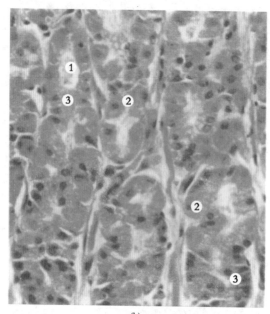

(b)

1. 胃底腺腔　2. 壁细胞（胞体大，胞质呈酸性）
3. 主细胞（柱状或锥形，胞质嗜碱性）

图10-2　胃的主要微细结构

问题1：简述胃底腺主细胞的分布、结构与功能。

答：主细胞数量最多，主要分布于腺底部。细胞呈柱状，核圆形。主要功能为分泌胃蛋白酶原。

问题2：简述胃底腺壁细胞的分布、结构和功能。

答：壁细胞又称泌酸细胞，在腺的颈部和体部较多。细胞体积大，多呈圆锥形，核圆而深染，胞质呈明显嗜酸性。主要功能是合成盐酸。

3. 小肠的主要微细结构（图10-3）

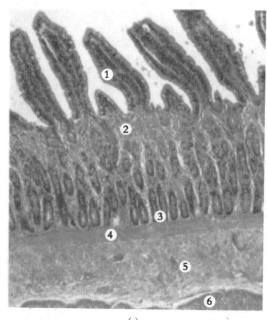

(a)

1.肠绒毛　2.固有层　3.肠腺　4.黏膜肌层　5.黏膜下层　6.平滑肌层

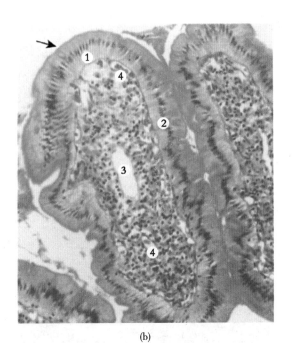

(b)

↑纹状缘　1.柱状细胞　2.杯状细胞　3.中央乳糜管
4.毛细血管

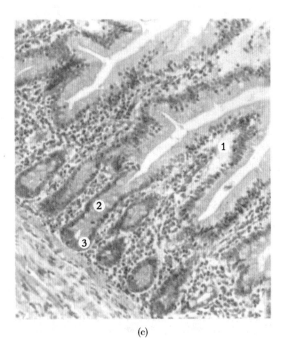

(c)

1.肠绒毛　2.肠腺　3.帕内特细胞

图10-3　小肠的主要微细结构

4. 肝的主要微细结构（图10－4）

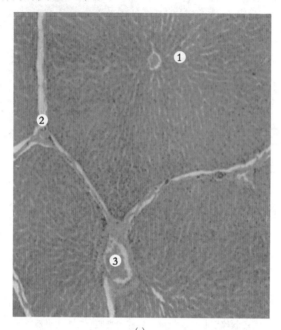

(a)

1.肝小叶　2.门管区　3.叶下静脉

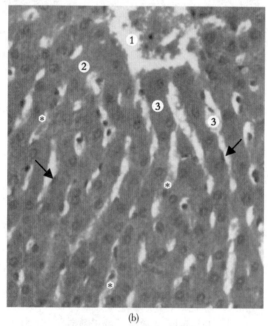

(b)

1.中央静脉　2.肝细胞索（板）　3.肝血窦　*肝巨噬细胞
↓内皮

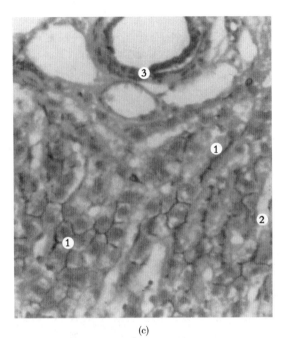

(c)

1. 胆小管（于细胞间棕黑色的细线或细网格状结构）
2. 肝巨噬细胞（可见部分细胞胞质中含有吞噬的墨汁颗粒）
3. 门管区

图10-4　肝的主要微细结构

问题：试述肝小叶的组成。

答：肝小叶是肝的基本结构单位，每个肝小叶中央有1条中央静脉，肝板、肝血窦、窦周隙及胆小管以中央静脉为中轴，组成肝小叶。

5. 肺的主要微细结构（图10-5）

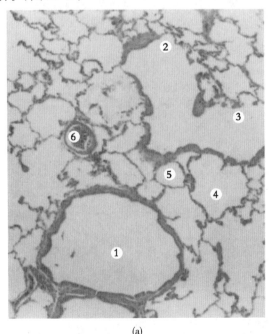

(a)

1. 终末细支气管　2. 呼吸性细支气管　3. 肺泡管　4. 肺泡囊　5. 肺泡　6. 肺间质小血管

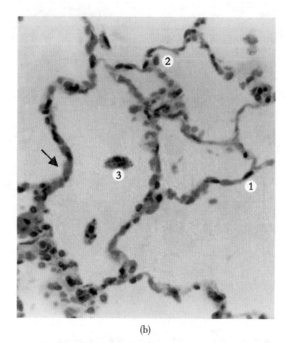

(b)

1.Ⅰ型肺泡细胞 2.Ⅱ型肺泡细胞 3.尘细胞→呼吸膜（为肺泡腔与红细胞间的粉红色细胞）

图10-5 肺的主要微细结构

问题：什么叫气-血屏障？其结构如何？

答：肺泡内气体与血液内气体分子交换所通过的结构，称气血-屏障。此屏障主要有5层结构：肺泡表面液体层、Ⅰ型肺泡上皮、上皮基膜、毛细血管内皮基膜和连续内皮。

6. 肾的主要微细结构（图10-6）

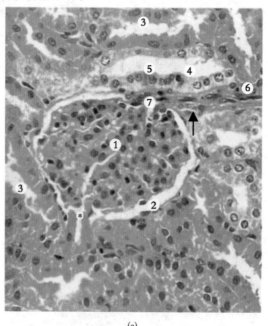

(a)

1.血管球 2.肾小囊壁层 3.近曲小管 4.远曲小管 5.致密斑
6.入球微动脉 7.球外系膜细胞   ↑球旁细胞 *尿极

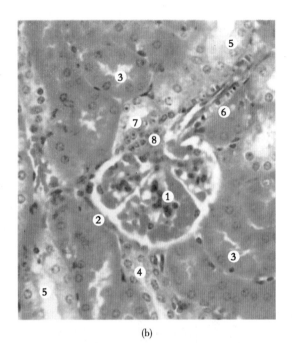

(b)

1.血管球 2.肾小囊壁层 3.近曲小管 4.远曲小管 5.集合小管
6.球旁细胞 7.致密斑 8.球外系膜细胞

图10-6 肾的主要微细结构

问题：原尿是怎样形成的？

答：肾小球毛细血管内的血浆经过有孔毛细血管内皮、基膜和裂孔膜滤入肾小囊内形成原尿。以上3层结构组成滤过屏障，该屏障对血浆成分具有选择性通透作用，血浆中的水分和小分子物质均可很容易通过滤过屏障，而大分子物质则不易通过。

三、课堂绘图作业

1. 肝的微细结构

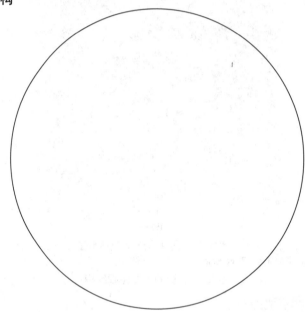

2. 肾皮质的微细结构

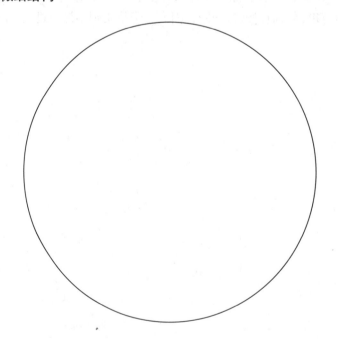

四、实验小结

1. 消化管是从口腔至肛门的连续性管道,自上而下分为口、咽、食管、胃、小肠和大肠，各段的管壁结构既有共同的分层规律，自内向外均分为黏膜、黏膜下层、肌层与外膜4层；又各有与功能相适应的结构特点，如胃黏膜固有层中的胃底腺，小肠的皱襞、绒毛和微绒毛等。

2. 消化腺包括大消化腺和小消化腺两大类，前者包括3对大涎（唾液）腺、胰腺和肝脏；后者是指消化管壁内的小腺体。重点是肝的主要微细结构与功能。肝的基本结构和功能单位是肝小叶，小叶间有门管区。成人肝有50~100万个肝小叶，每个肝小叶中央有1条中央静脉，中央静脉周围有肝板、肝血窦、窦周隙及胆小管等，胆小管产生的胆汁由输胆管道排入十二指肠，参与脂肪的消化。小叶间的门管区，有小叶间静脉、小叶间动脉和小叶间胆管3种伴行的管道。

3. 呼吸系统是一个连续分支的管道系统，肺是进行气体交换的器官，肺实质由支气管的各级分支和肺泡构成，分为导气部和呼吸部。导气部管壁结构的变化规律，可以简略地归纳为"三少一多"。呼吸部各段上均有肺泡开口，肺泡是肺进行气体交换的场所，它由肺泡表面液体层、Ⅰ型肺泡上皮、上皮基膜、毛细血管内皮基膜和连续内皮共同构成气－血屏障。

4. 正常人肾脏通过泌尿可排出代谢产物，调节机体水、电解质和酸碱平衡，从而维持机体内环境的稳定，保证生命活动的正常进行。

肾是制尿器官，肾实质主要由肾单位和集合小管两部分组成，前者的主要功能是过滤、重吸收、形成尿液，后者则主要是运输尿液。每侧肾脏约有100万个肾单位，是肾形成尿液的主要结构和功能单位。

肾单位有肾小体和肾小管两部分。肾小体（又称肾小球）由肾小球和肾小囊两部分组成。肾小球毛细血管内的血浆经过有孔毛细血管内皮、基膜和裂孔膜滤入肾小囊内形成原尿。这3层结构组成滤过膜（又称滤过屏障）。滤过屏障对血浆成分具有选择性通透作用，血浆中的水分和小分子物质均可通过滤过屏障，而大分子物质则不易通过。

肾小管分为近端小管、细段和远端小管3部分，近端小管与肾小囊相连，远端小管与集合小管相连续。肾小管具有重吸收、分泌和排泄作用。

主要参考文献

1. 郭光文，王序. 人体解剖彩色图谱. 北京：人民卫生出版社，2006

2. 陈尔瑜，张传森，党瑞山. 人体系统解剖学实物图谱. 上海：第二军医大学出版社，2005

3. 陈奕权，贾长恩. 组织学与胚胎学彩色图谱. 北京：人民卫生出版社，2003

4. 罗灼玲，张立群. 组织学实习彩色图解. 上海：上海科学技术出版社，2004

5. 陈光忠. 人体解剖学. 北京：人民卫生出版社，1994

6. 王滨，甘泉涌. 解剖组胚学. 第二版. 北京：科学出版社，2008

7. 柏树令. 系统解剖学. 第六版. 北京：人民卫生出版社，2005

8. 邹仲之. 组织学与胚胎学. 第六版. 北京：人民卫生出版社，2004

图书在版编目(CIP)数据

新编解剖组胚学实验教程/陈光忠等主编. —上海:复旦大学出版社,2010.3 (2018.7 重印)
(复旦卓越·医学职业教育教材)
ISBN 978-7-309-06968-6

Ⅰ.新…　Ⅱ.陈…　Ⅲ.①人体解剖学-实验-职业教育-教材②人体组织学-实验-
职业教育-教材③人体胚胎学-实验-职业教育-教材　Ⅳ.R32-33

中国版本图书馆 CIP 数据核字(2009)第 208382 号

新编解剖组胚学实验教程
陈光忠　等主编
责任编辑/肖　英　肖　芬

复旦大学出版社有限公司出版发行
上海市国权路 579 号　邮编:200433
网址: fupnet@ fudanpress.com　http://www.fudanpress.com
门市零售: 86-21-65642857　团体订购: 86-21-65118853
外埠邮购: 86-21-65109143　出版部电话: 86-21-65642845
杭州长命印刷有限公司

开本 787 × 1092　1/16　印张 11.25　字数 266 千
2018 年 7 月第 1 版第 5 次印刷

ISBN 978-7-309-06968-6/R·1122
定价: 49.00 元